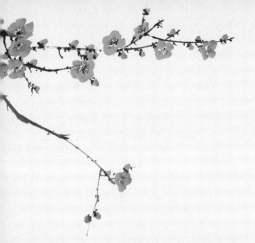

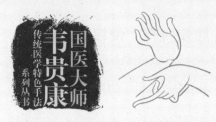

国医大师韦贵康传统医学特色手法系列丛书

韦氏子午流注手法

主　编　陈　红　谢　冰

副主编　吕春燕　韦建深　项晓伟
　　　　陈志成　夏　天

编　者（以姓氏笔画为序）

王开龙	王玉雪	王业广	王珍妮	王晓姣	韦礼贵
韦卓君	韦素丹	吕其玲	吕国全	刘　洋	刘正泽
许生权	苏振辉	杜俊义	李　敏	李开静	李志海
李昌柳	李凌云	吴　健	邹　异	张　平	张荆柳
张荣志	张婷婷	林承胜	陈大宇	陈昌凤	陈易佐
陈培宏	卓鸿港	罗　捷	周　捷	袁经阳	黄仁杉
黄业雄	黄坤骐	黄泳朝	黄毅芳	梁昌盛	覃　朗
曾坚祥	曾诗睿	蒙浩龙	赖　春	廖信祥	黎贞豪
黎展文					

人民卫生出版社

·北京·

图书在版编目（CIP）数据

韦氏子午流注手法 / 陈红，谢冰主编. — 北京：
人民卫生出版社，2023.8
ISBN 978-7-117-34605-4

Ⅰ.①韦… Ⅱ.①陈… ②谢… Ⅲ.①子午流注
Ⅳ.①R224.3

中国国家版本馆 CIP 数据核字（2023）第 043372 号

人卫智网	www.ipmph.com	医学教育、学术、考试、健康，购书智慧智能综合服务平台
人卫官网	www.pmph.com	人卫官方资讯发布平台

韦氏子午流注手法
Weishi Ziwu Liuzhu Shoufa

主　　编：陈　红　谢　冰
出版发行：人民卫生出版社（中继线 010-59780011）
地　　址：北京市朝阳区潘家园南里 19 号
邮　　编：100021
E - mail：pmph @ pmph.com
购书热线：010-59787592　010-59787584　010-65264830
印　　刷：北京顶佳世纪印刷有限公司
经　　销：新华书店
开　　本：710×1000　1/16　印张：10
字　　数：125 千字
版　　次：2023 年 8 月第 1 版
印　　次：2023 年 9 月第 1 次印刷
标准书号：ISBN 978-7-117-34605-4
定　　价：45.00 元

打击盗版举报电话：010-59787491　E-mail：WQ @ pmph.com
质量问题联系电话：010-59787234　E-mail：zhiliang @ pmph.com
数字融合服务电话：4001118166　　E-mail：zengzhi @ pmph.com

编委会

总主审 韦贵康

顾　问 谭家祥　李桂文　陈忠和

总主编 陈小刚　韦　坚

副总主编 黄有荣　周宾宾

编委会成员（以姓氏笔画为序）

韦　坚	韦　明	韦　理	韦丽珍	韦荣忠	韦贵康
韦剑华	卢荣初	叶　军	田君明	丘德兴	刘　武
刘建航	安连生	祁　文	许建文	农泽宁	李庆和
李克译	李锦威	杨仲立	杨祖毅	何保宗	库莫尔
张　冲	陈　红	陈　锋	陈小刚	陈正林	陈志成
陈昌凤	陈秋隆	林春发	欧阳光	周红海	周怡平
周学龙	周宾宾	郑茂斌	钟远鸣	徐志为	黄　杰
黄　勇	黄有荣	黄如娇	黄如慧	黄保民	黄保国
黄俊唧	常光哲	章　恒	谢　冰	裴长江	黎成钊

分册书名与主编

国医大师
韦贵康教授介绍

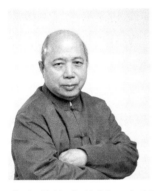 韦贵康，1938年10月出生，1964年毕业于河南平乐正骨学院，随即分配至广西中医学院（2012年更名为广西中医药大学）工作至今。曾先后任广西中医学院第二附属医院院长、广西中医学院院长、广西中医学院骨伤科研究所所长。工作后先后到天津、北京、上海进修深造两年之久。现为广西中医药大学终身教授，主任医师，博士研究生导师，博士后指导教师。社会职务有：广西壮族自治区政协常委、医药卫生委员会主任，广西科学技术协会副主席，广西国际手法医学协会创会会长，中华中医药学会骨伤科专业委员会副主任委员、世界中医药学会联合会骨伤科分会副会长，世界中医骨伤科联合会资深主席，世界手法医学联合会主席，国家中医药管理局中医药科技进步奖终评委员会委员，国家自然科学基金科研项目评审专家等。

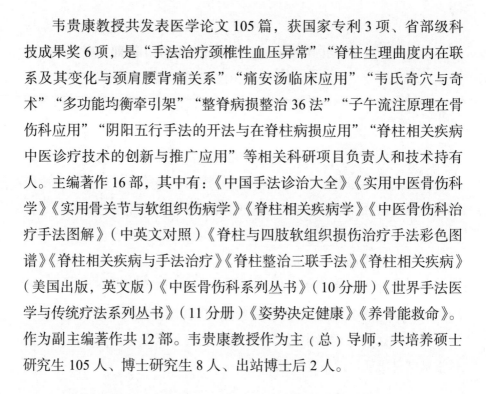

　　韦贵康教授共发表医学论文 105 篇，获国家专利 3 项、省部级科技成果奖 6 项，是"手法治疗颈椎性血压异常""脊柱生理曲度内在联系及其变化与颈肩腰背痛关系""痛安汤临床应用""韦氏奇穴与奇术""多功能均衡牵引架""整脊病损整治 36 法""子午流注原理在骨伤科应用""阴阳五行手法的开法与在脊柱病损应用""脊柱相关疾病中医诊疗技术的创新与推广应用"等相关科研项目负责人和技术持有人。主编著作 16 部，其中有：《中国手法诊治大全》《实用中医骨伤科学》《实用骨关节与软组织伤病学》《脊柱相关疾病学》《中医骨伤科治疗手法图解》（中英文对照）《脊柱与四肢软组织损伤治疗手法彩色图谱》《脊柱相关疾病与手法治疗》《脊柱整治三联手法》《脊柱相关疾病》（美国出版，英文版）《中医骨伤科系列丛书》（10 分册）《世界手法医学与传统疗法系列丛书》（11 分册）《姿势决定健康》《养骨能救命》。作为副主编著作共 12 部。韦贵康教授作为主（总）导师，共培养硕士研究生 105 人、博士研究生 8 人、出站博士后 2 人。

　　韦贵康教授从 1992 年起享受国务院政府特殊津贴，荣获全国"五一劳动奖章"，被评为全国优秀教育工作者、全国老中医药专家学术经验继承工作指导老师、全国骨伤名师、八桂名师、桂派中医大师、全国先进名医工作站韦贵康名医工作室首席专家，2017 年荣获国医大师称号。

　　韦贵康教授联合学术界人士于 1992 年在国内注册广西国际手法医学协会，于 2005 年在美国注册，在新加坡成立世界手法医学联合会。在南宁、桂林、上海、佛山、沈阳、重庆、中国台湾、中国香港及阿联酋迪拜、美国旧金山、美国纽约、美国硅谷、德国法兰克福、印度尼西亚雅加达、新加坡、越南河内等地亲自主持过 20 多次国际学术会议。多次应邀到新加坡、美国、澳大利亚、德国、奥地利、瑞典、日本、俄罗斯、马来西亚、泰国、越南、阿联酋、斯里兰卡及印度尼西亚等 20 多个国家讲学与学术交流，推动中医药走向世界，促进手法医学与传统疗法在国内与国际交流及发展，为更多的人民受益作出了积极贡献。

总主编简介

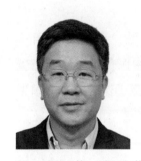

陈小刚，1957年出生，骨伤科二级教授，广西名中医，医学硕士。现任职于广西中医药大学附属国际壮医医院。

1983年毕业于广西中医学院（现广西中医药大学），毕业后留校任教，长期从事骨伤科医、教、研工作；师从著名的中医正骨手法名家、国医大师韦贵康教授。2001年12月获中医骨伤科教授职称，先后在广西中医学院第二附属医院、广西卫生管理干部学院、广西中医药研究院和广西国际壮医医院工作。2002年曾赴美国辛辛那提大学学习。

擅长手法：小针刀治疗骨伤科常见的颈椎病、肩周炎、腰椎间盘突出症、膝骨性关节炎等脊柱四肢疾病、脊柱相关疾病；中西医结合方法诊治疑难性骨折、脱位、骨关节畸形、骨肿瘤等。

主持国家级和省部级科研课题15项，主编《小针刀治疗常见筋伤疾病》（中英对照）《常用中草药临床新用》，参与编写《中医骨伤科学》《骨伤科效方集》《中医骨伤科治疗手法图解》（中英对照）等专著10余本，获得国家发明专利6项。任《中医正骨》《广西中医药》等杂志编委，科技部中医药科技评审专家。

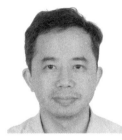

韦坚，1971 年出生，韦贵康教授之子，执业中医师，博士，美国国际医药大学博士研究生导师，世界手法医学联合会常务副主席，香港贵康国际中医药研究院院长。1994 年毕业于广西中医学院骨伤专业，在广西中医学院附属瑞康医院骨科从事临床工作期间取得骨伤科硕士学位。2005 年至 2010 年到德国吉森大学学习，攻读神经生物学博士，2011 年回国，进行中医创业。

参编著作 6 部，在国内外发表医学论文 20 多篇，获省部级科技成果奖 3 项，作为主要研究者，进行 10 余项省级以上课题研究。曾到德国、奥地利、澳大利亚、美国、新加坡、印度尼西亚、阿联酋、越南及斯里兰卡等国家进行学术交流及讲学。

业务专长：掌握中西医两套诊疗技术，手法与中药治疗骨伤科疾病造诣颇深，擅长诊治脊柱与四肢病损、脊柱相关疾病、股骨头坏死、强直性脊柱炎、痛风、脊髓损伤、儿童脑瘫及骨伤科疑难杂症。

主编简介

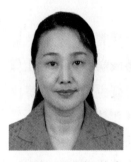

　　陈红，女，1967 年出生，医学学士，中医副主任医师，任职于广西壮族自治区中医药研究院。长期从事中医、民族医临床（主要是壮医、瑶医）、科研及教学工作 30 多年，曾赴美国、德国等国家及中国香港、中国澳门、中国台湾等地区访问及进行学术交流。社会兼职：中国针灸学会腹针专业委员会委员；广西针灸学会常务理事、副秘书长及腹针专业委员会主任委员；广西民族医药协会常务理事；广西中医药大学国际教育学院德国研究生导师；广西科技项目评估咨询专家；广西标准化协会评估专家。

　　师从国医大师韦贵康教授，擅长中医药民族医药协同腹针、壮医刺血疗法、瑶药热熨疗法、韦氏子午流注手法，治疗颈椎病、肩周炎、腰腿痛、膝骨关节炎以及脊柱相关疾病所致的失眠、痹证、急慢性肠胃炎、月经病、痛经、乳腺小叶增生、更年期综合征、小儿疳积、小儿咳嗽、顽固性痤疮、湿疹、荨麻疹、老年退行性病变、亚健康状态等内科、妇科、儿科、皮肤科疾病及某些寒热虚实夹杂的疑难杂症，传统中医、民族医医养结合调治未病等。

　　主持并参加国家级医学科研课题 1 项，省部级医学科研课题 4 项，厅局级医学科研课题 2 项；获科技成果登记 1 项。参与《小针刀治疗常见筋伤疾病》书籍的编写，在省级医学刊物发表论文 20 篇。

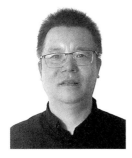

　　谢冰，男，1971 年出生，医学硕士，副主任医师，广西中医药大学骨伤学院副教授，硕士研究生导师。国医大师韦贵康教授国家级学术继承人。现任职于广西中医药大学骨伤学院。1997 年毕业于广西中医学院，长期从事中医骨伤科医、教、研工作；2008 年 12 月获中医骨伤科副主任医师职称。2008 年成为第四批全国名老中医韦贵康教授学术继承人。多次赴新加坡、美国、俄罗斯、越南、阿联酋、马来西亚、印度尼西亚等国家及中国台湾、中国香港等地区讲学访问及学术交流。社会兼职：广西中医学会整脊专业委员会副主任委员兼秘书长；中华中医药学会整脊分会委员会委员。

　　擅长中医正骨手法、美式脊椎矫正配合使用一针灵针灸疗法，治疗头颈肩腰腿麻痛、颈腰椎骨质增生、椎间盘突出症、肩周炎、髋膝关节痛、足跟痛、痛经、鼠标手等各种急慢性运动损伤疾病及骨伤科疑难杂症，以及四肢骨折、关节脱位的功能恢复。

　　曾先后主持与参加国家中医药管理局及省厅级科研课题 12 项并取得较好的效果，获广西科技进步奖二等奖三项，广西医药卫生适宜技术推广一等奖两项，中华中医药学会科学技术奖三等奖一项。在省级刊物上公开发表 20 余篇论文，合著专业图书 10 余种。

序

　　喜闻韦贵康教授率众弟子编写的"国医大师韦贵康传统医学特色手法丛书"即将付梓，实乃中医骨伤界之一大幸事，故欣然命笔。我与韦贵康教授既是同行，也是相识相知数十年的好友。他1964年毕业于河南平乐正骨学院中医本科正骨专业，分配到广西中医学院（2012年更名为广西中医药大学）工作至今。韦贵康教授是广西中医学院原院长，现为广西中医药大学终身教授、主任医师、博士研究生导师、全国名老中医药专家学术经验继承工作指导老师、全国骨伤名师、世界手法医学联合会主席。他自幼聪颖，勤奋好学，工作后又拜师于多位中国骨伤名家，承前启后，终成大业。

　　韦贵康教授早期从事骨伤科综合诊治，后来以脊柱病损与脊柱相关疾病诊治为重点，在坚持传统医学特色与优势的同时，也注意与现代科学技术相结合，临床中掌握了中西医两套本领，秉承传统古法，融汇现代医理。治疗中多用手法与中药内外兼治，素以手法治疗而著称，其手法具有新颖性、规范性、实用性、安全性及有效性。

韦贵康教授创新提出了"脊督一体论""六不通论"等学说，并研发了脊柱整治36法、韦氏奇穴与奇术、均衡牵引等专业技术，逐渐形成了一套针对性强、适应性广，以客观指标作为手法定量标准且疗效确切的"韦氏手法"，此套手法拥有自身特点，包含多元性，体现了中医理论与技术的继承与创新。其弟子遍布五湖四海，他的成果已推广至国内外100多个单位，并获得广泛好评。在东南亚与欧美一些地区，"广西韦氏手法流派"也同样获得赞誉。

薪火相传，德馨天下。韦贵康教授悬壶济世、兢兢业业、务本求实、精益求精，在他身上体现出了传统中医大师的工匠精神和高尚品德。他的手法系列成果体现了中医理论与技术的创新。今韦氏弟子相聚，齐心协力，将韦氏各个系列手法加以整理，既博又约、风格鲜明、内容全面、深入浅出且图文并茂，必能展现其学术风范，实乃喜事！现邀本人提笔落序，荣幸之至，以此共勉！

长春中医药大学教授、国医大师、九十老叟

刘柏龄 丁酉初春于长春

前言

　　《韦氏子午流注手法》是"国医大师韦贵康传统医学特色手法丛书"之一，以秉承韦氏手法医学的学术思想——"脊督一体论""顺生理、反病理"，主要运用子午流注的纳支法，以一天的时辰定位经气流注，运用子午流注纳支法开穴，采用推拿手法的补泻之术治疗疾病。不仅用于脏腑和经脉病变，还用于脊柱损伤性疾病、脊柱相关疾病、骨伤后的康复调理及养生保健，可以起到提高疗效的作用。

　　"子午"二字，具有时辰、阴阳和方位等方面的含义；"流注"二字，指流动、输注。由于人体的气血按照一日十二时辰阴消阳长，有规律地流注于经脉中，而人体的各种功能也随着时辰的转换发生周期性变化，故手法施治亦当依气血盛衰的周期变化规律而循经取穴。子午流注的纳支法是以一天十二时辰配合脏腑按时开穴，临床上有两种运用方法，一种是补母泻子法，一种是六十六穴法。

　　《韦氏子午流注手法》以骨伤学发展为背景，阐述了子午流注手法的由来、基本组成，重点介绍子午流注在韦氏手法治疗过程中的应用，如运用子午流注法确定施术的穴位及操作步骤、方向。

　　本书适用于骨伤、康复、推拿、保健等专业人员和医学生以及中医爱好者学习参考。

　　因编者水平有限，疏漏不足之处在所难免，在此仅抛砖引玉，与同道探究临证与学术，为传承并发扬光大韦氏手法医学尽绵薄之力。

《韦氏子午流注手法》编写组

2023 年 6 月

目录

第一章

子午流注手法概论

第一节

"子午""流注"的含义

一、"子午"含义

"子""午"原是对立的名词，是代表天地、水火、春秋、日月、昼夜的符号，用在中医学，具有时辰、阴阳、方位等方面的含义。

从时辰的角度看，1 年 12 个月，以"子午"分月份，"子"为农历十一月，十一月冬至一阳生；"午"为农历五月，五月夏至一阴生。1 天 12 个时辰，以"子午"为昼夜，"子时"为半夜的 23:00—01:00，"午时"为中午的 11:00—13:00，从子时到午时，阳气生，地面上的光照逐渐加强；相反，从午时到子时，阴气生，即在午时到子时的 6 个时辰内，地面上的光照逐渐减弱。这两种相反的现象，每日往复，永不变更。

从阴阳变化的角度看，"子"为阴盛之时，阴极必生阳，代表"一阳初生"的夜半、冬至；"午"为阳盛之时，阳极必生阴，代表"一阴初生"的中午、夏至。

从方位的角度看，《灵枢经·卫气行》云："岁有十二月，日有十二辰，子午为经，卯酉为纬。"经，指南北（上下）方向；纬，指东西（左右）方向。

此外，子午还可代表人体气血流行的阴阳盛衰。人体十二经有阴阳表里的分别，每经的气血循环，由阴经转入阳经，或由阳经转入阴经，周而复始，循环不息，这与时间上的光热强度在每日相对变化的意义是相同的。

二、"流注"含义

从狭义的角度讲，"流注"是形容自然界中水的流动、转注。从广义的角度讲，"流注"涉及宇宙万物的变化。在中医学中，古代医家将人体气血比作水流，并且以五输穴的"井、荥、输、经、合"来描述其运行由小到大、由浅入深的特征，以形容经脉气血的流注过程。

由此可见，"子午流注"是根据自然界一切事物的周期性变化，以研究其与时空同步的科学理论，它给很多学科的发展提供了研究方向。而在中医学中，则用它来说明人体气血运行与自然界的周期同步，运行不息；同时说明阴、阳各经气血的盛衰有固定的时间。气血"迎时"而至为"盛"，"过时"而去为"衰"；"泻则乘其盛，补则随其去""逢时为开，过时为阖"，所以，流注法用子午两字定名，并非单独指子时或午时去流注，而是将子午两字活用来表示人体的气血循环，阴阳各经脉气的盛衰，阳进阴退或阴进阳退，都和自然界的现象一样有规律。古代医家据此创立子午流注手法，定时开穴，掌握时间，适应气血盛衰施行手法，调和阴阳，纠正机体气血的偏盛偏衰来治疗疾病，往往可以取得事半功倍的效果。

第二节

中医骨伤学的发展背景

一、社会背景（原始社会、夏、商、西周）

1. 人类社会阶段

（1）猿人阶段：100多万年前。

（2）古人阶段：20万年前，旧石器时代中期。

（3）氏族阶段：1万年前，旧石器时代晚期。这个阶段是中医学的

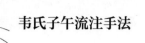
起源时期，骨伤学也起源于这个阶段。

2. 中医骨伤科的起源和发展

（1）山顶洞人时期：原始社会的早期，人们大都住在洞穴或窝棚里，以避风雨寒暑、防备猛兽虫蛇，这是人类最早的预防外伤的措施。但人类在与毒蛇、猛兽搏斗和部落之间发生战争时，也常常发生外伤。原始人就在疼痛、肿胀处抚摸、按压，以减轻痛苦。经过长期的反复实践，摸索出一套能医治损伤性疾病的方法和一些简单的治伤手法，如用泥土、树叶、草茎等涂裹伤口，这便是外治法的起源。

（2）夏商时期对骨伤学的影响：骨伤科的形成是由外治法开始的，如早期包扎、按摩、砭石排脓等，后逐渐形成内治法。酒是最早的兴奋剂、麻醉剂和消毒剂，夏朝有了人工酿酒最早的记载。商代的冶炼技术发展创造了最早的骨伤科手术工具——"刀"。

（3）骨伤科内治法、外治法最早记载于西周，《周礼·天官》载："祝药劀杀之齐"，祝——外敷包扎，劀——切开搔刮排脓，杀——用药腐/蚀死骨烂肉，这是外治三法；《礼记》载："头有创则沐，身有疮则浴"。这是外治（烫疗）第四法。《周礼·天官》载："凡疗疡，以五毒攻之，以五气养之，以五味疗之。"五毒攻之，是指外用腐蚀药除烂肉死骨，其余均为内服药，这种内外结合的治法，是从人体整体出发进行辨证治疗，及今仍沿用。《周礼》中记载的"疡医"，就是负责"肿疡、溃疡、金疡、折疡"的治疗。

二、中医骨伤科基础理论的形成（战国、秦、汉）

（一）社会背景

战国时期，秦始皇统一中国，我国开始进入封建社会并进行一系列改革，统一文字与度量衡，推动生产力与科学文化的发展，医学也得到了相应发展。秦始皇"焚书坑儒"，但医书与农书幸免于难，有利于医学与农业的发展。

汉代，出现了唯物主义思想家王充，提出"无神论"，促进了医学的发展。

（二）主要著作与主要医家

《黄帝内经》是我国医学文献中现存最早的一部典籍，它比较系统、全面地阐述了人体解剖、生理、病理、诊断、治疗等基本理论。

《神农本草经》收集的"主金创续绝筋骨伤"药物达数十种之多。

《金匮要略》载有治"金疮"的王不留行散及治马堕的筋骨损伤方。

《伤寒杂病论》，张仲景著，总结了汉代以前的医学成就，并根据其临床经验，创立了理、法、方、药一整套辨证施治方法。

汉代华佗，擅长用方药、针灸治病，并擅长外科手术，创立了"五禽戏"。

隋代巢元方的《诸病源候论》探求诸病之源、九候之要，列述了1700余症，为我国第一部病理专著，该书《金创伤筋断骨候》中指出筋伤后可引起循环障碍（营卫不通），创伤虽愈合，但仍可遗留神经麻痹和运动障碍的症状，并提出伤口必须在受伤后立即缝合的正确观点。

唐代孙思邈所著的《千金方》中记载了颞颌关节脱位的复位手法，并指出整复后可采用蜡疗和热敷，以助关节功能的恢复，这是世界上最早的治疗颞颌关节脱位的复位方法，直至现在仍被普遍沿用。

王焘著《外台秘要》，主张用毡做湿热敷，以减轻损伤肢体的疼痛。

蔺道人著《仙授理伤续断秘方》，是我国第一部伤科专著，它阐述了骨折的治疗步骤为正确复位、夹板固定、功能锻炼、药物治疗直至骨折愈合，指出复位前要先用手摸伤处，识别骨折移位情况，采用拔伸、捺正等手法；骨折整复后，将软垫加在肢体上，然后用适合肢体外形的杉树皮夹板固定。他采用经过煮沸消毒的水冲洗污染的伤口和骨片，皮破必须用清洁的"绢片包之""不可见风着水"等，这种原则现在仍为处理开放性骨折的准绳。

危亦林是世界上第一个采用悬吊复位法治疗脊柱骨折的人；明代大医院十三科，其中就有接骨科。

薛己所著《正体类要》中指出："肢体损于外，则气血伤于内，营卫有所不贯，脏腑由之不和。"阐明了伤科疾病局部与整体的辨证关系。

清代伤科又有了新的发展。吴谦集历代伤科之大成，著《医宗金鉴·正骨心法要旨》。该书系统地总结了清代以前的骨伤科经验，对人体各部位的骨度、手法、夹缚器具及内外治法方药，记述最详，既有理论，又重实践，图文并茂，是一部较完整的正骨书籍。吴谦不仅把正骨手法归纳为摸、接、端、提、推、拿、按、摩八法，并运用手法治疗腰腿痛等伤筋疾患，使用攀索叠砖法螯复胸腰椎骨折脱位。而且强调了正确运用手法的重要性，就是必须先"知其体相，识其部位"，才能"一旦临症，机触于外，巧生于内，手随心转，法从手出"。

三、中医骨伤科基础理论内容

（一）解剖学基础：对骨与关节、筋与肌、血脉的认识

骨属于奇恒之腑，是立身之主干，内藏精髓，与肾气关系最为密切。筋是筋络、筋膜、肌腱、韧带、肌肉、关节囊、关节软骨等组织的总称。"伤筋则动骨""骨折必伤筋"，筋的损伤可以影响骨的连接和功能活动。而骨折的同时，局部的筋必然会受到损伤。经脉内连脏

腑，外络肢节，布满全身，是营卫气血的循行通路。经络一旦受伤就会阻滞营卫气血的通路。

（二）生理学基础：气血、津液以及肝、肾、脾与筋、骨、肉的关系

"气为血之帅，血为气之母。"血的运行有赖于气的推动，气的充盈需要血的滋养。"气行则血行，气滞则血瘀"。

肝主筋、藏血、主疏泄。人体各部位筋的生长、发育和功能活动是由肝主持的。肝血充盈，则筋腱得以充养，筋腱刚强有力，则关节活动灵活。肾主骨，腰为肾之府。肾藏精，精生髓，髓生骨。肾的精气旺盛，骨的发育正常，腰膝强壮，活动有力。脾主肌肉、主运化。脾为后天之本，运化水谷精气，化生气血，充养肌肉。脾得健运，气血旺盛，肌肉有力。

（三）病理学基础

损伤是指人体受到外界各种创伤性因素引起的皮肉、筋骨、脏腑等组织结构的破坏，及其带来的局部与全身性反应。外伤是体表的能看见的损伤。慢性劳损是指由于劳逸失度或体位不正确而使外力长期累积作用于人体所致的病症。

（四）骨伤科分类

1. 按部位可分为外伤和内伤。
2. 按性质可分为急性损伤和慢性劳损。
3. 按时间可分为新伤与旧伤。
4. 按破损情况可分为闭合性损伤与开放性损伤。
5. 按程度可分为轻伤与重伤。

6. 按职业特点可分为生活损伤、工业损伤、农业损伤、交通损伤和运动损伤等。

7. 按理化性质可分为物理损伤、化学损伤和生物损伤等。

（五）治疗学基础

1. 手法整复、推拿治疗用于整复骨折或关节错位。推拿理筋手法施术于穴位可产生平衡阴阳、补虚泻实、调理气血及缓解疼痛的目的。

2. 固定，目的是维持复位，保障愈合，利于关节、肌肉早期活动。晋代葛洪在《肘后备急方》中，首次记载了用竹片夹板固定骨折。

3. 药膏，又称敷药、软膏。经常使用的药膏有消瘀、退肿、止痛类，如定痛膏、双柏膏、消瘀膏，适用于骨折筋伤初期，肿胀疼痛剧烈者；舒筋活血类，如三色敷药膏、舒筋活络药膏，适用于扭挫伤肿痛逐渐消退的中期患者；接骨续筋类，如接骨续筋药膏、驳骨散，适用于骨折整复后，位置良好、肿痛消退的中期患者；温通经络类，如温经通络膏，适用于损伤日久，复感风寒湿外邪者；清热解毒类，如金黄膏、四黄膏，适用于伤后邪毒感染，局部红肿热痛者；生肌拔毒长肉类，如生肌玉红膏、红油膏，适用于局部红肿已经消退，但创口未愈者。

4. 外洗、熏洗、湿敷法，外洗、熏洗是用热气熏患处，待水稍凉后再洗患处；湿敷法是用纱布浸吸药液，敷于患处的一种外治法，古称溻法。临床常用温经散寒、活血化瘀、消肿止肿等药物，最终达到促进伤处愈合、恢复功能的目的。

5. 导引，伤科许多疾病通过药物、手法治疗后痊愈，若要巩固疗效则有赖于导引，导引疗法是治伤的重要手段，也是巩固疗效、预防复发的必要措施。锻炼可分为局部锻炼和全身锻炼，种类多样，需要根据不同的部位做出调整。常用的有五点支撑法、小燕飞、爬墙练习、深呼吸训练、扩胸运动等。还可分为器械锻炼和无器械锻炼两种。导引可活血化瘀、消肿止痛；疏通患肢经络；促进骨折愈合；防治筋肉萎缩；避免关节粘连和骨质疏松；扶正祛邪。注意事项：需制订锻炼计划，掌握锻炼内容和运动强度；鼓励患者自觉进行锻炼，掌握动作要领；注重功能锻炼；循序渐进，持之以恒。

通过梳理骨伤科历史，可以看出，在生理、病理与诊治方面，都强调时间差，贯穿了"顺生理与反病理"的理念。

第三节

研究子午流注的临床意义

子午流注的历史由来已久，它是以《黄帝内经》天人合一的理论为基础，注重气血流注，按时开穴，选取经络方向来施行手法。此种古法应用于临床有一定的价值，也是千百年来手法医家所推崇的一种治疗方法。

子午流注是指人体的气血像水液一样在全身循环周转，从子时到午时，从午时到子时，随着时间的先后不同，表现出周期性的盛衰开阖，如同潮水定期涨退，开时气血当盛，如潮汛之涨，阖时气血渐衰，如潮汛之退。掌握这个规律，按时施治，正如顺水推舟，可更迅速获得疗效。

第二章

子午流注在韦氏手法中的应用

第一节

韦贵康教授的子午流注思想

　　韦贵康教授从事中医骨伤科临床、教学、科研工作 50 余年，勤奋严谨、医德高尚、医术精湛、学术高超。近 30 多年来，重点开展脊柱损伤性疾病、脊柱相关疾病与整治手法的研究，以手法治疗而著称，享誉国内外。其学术思想主要包括脊柱整体观、脊督一体论、姿态失衡论、病理"六不通"论、治疗"六通"论五大方面。韦贵康教授在长期的临床工作中发现，在生理上，人体的体温、脉搏、血压、血糖、基础代谢率、激素分泌、经络的电势等都会发生节律性的变化；在病理上，患慢性病的患者，多出现"旦慧、昼安、夕加、夜甚"的病理现象。韦贵康教授认为，子午是时辰之极而变，与正邪的变化相关；流注，是气血流动注入；子午流注，代表人体生理病理的动态变化。韦贵康教授在子午流注原理的基础上，结合韦氏脊柱整治手法，总结出了"顺生理、反病理手法"（亦称韦氏子午流注手法）。"顺生理、反病理手法"，指选择人体最佳生理状态、最佳时间、最佳治疗方法，顺解剖走行方向，达到最佳疗效的治疗手法。运用子午流注的纳支法，以一天时辰的经气流注，分纳脏腑，结合补母泻子方法开穴，采用推拿手法的补泻施术以治疗疾病。不仅用于脏腑和经脉病变，还用于脊柱损伤性疾病、脊柱相关疾病、骨伤后的康复调理及养生保健，从而提高疗效。由于选择了最佳人体状态、最佳治疗时间与最佳治疗方法治疗疾病，往往可以收到事半功倍的效果。

第二节

子午流注在手法中的应用

一、按穴推时，预约患者

利用子午流注开穴方法，既可以在患者就诊时推算开穴，也可以根据患者的病情，预先算好应开的五输穴或原穴，并推算出该穴的开穴时辰，预约患者按时就诊。

二、经穴生克，补泻相宜

子午流注值日经所开的五输穴与其所属经脉之间，存在着五行的相生、相克关系。

（一）经克穴

丙日、辛日所开五输穴与其经脉之间存在"经克穴"的关系，如丙日的"丙申"时开小肠井穴少泽。小肠为阳火，少泽为阳井属金，火克金，即"经克穴"。

（二）穴克经

甲日、己日所开五输穴与其经脉之间存在"穴克经"的关系，如甲日的"甲戌"时开胆经井穴足窍阴。胆为肝木，足窍阴为阳井属金，金克木，即"穴克经"。

（三）经生穴

戊日、癸日所开五输穴与其经脉之间存在"经生穴"的关系，如戊日的"戊午"时开胃经井穴厉兑。胃为阳土，厉兑为阳井属金。土

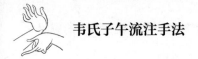

生金，为"经生穴"。

（四）穴生经

丁日、壬日所开五输穴与其经脉之间存在"经生穴"的关系，如丁日的"丁未"时开心经井穴少冲。心为阴火，少冲为阴井属木。木生火，为"穴生经"。

（五）经穴同

乙日、庚日两天所开五输穴与其经脉之间的五行属性相同，没有生克关系。如乙日的乙酉时开肝经井穴大敦。肝经属阴木，大敦为阴井属木，所开五输穴与经脉五行属性相同，即"经穴同"。

弄清生克关系，临床上就可以根据其经、穴关系来施行补泻手法。如"甲己穴克经"。如果对穴位采用补法，就可以加强其相克，以泻经脉之实；而对穴位采取泻法，则可以减轻其相克，以补经脉之虚。

第三章

子午流注手法的治则

第一节

子午流注与十二时辰推算

一、子午流注有关概念与基础知识

天干与地支简称"干支"，是古人用于记载年、月、日、时的符号。其中天干有十，地支有十二。

（一）天干

甲、乙、丙、丁、戊、己、庚、辛、壬、癸。

（二）地支

子、丑、寅、卯、辰、巳、午、未、申、酉、戌、亥。

（三）干支配合"六十环周"

干支配合"六十环周"，是指天干从"甲"开始，地支从"子"开始，依次轮流配合，组成甲子、乙丑、丙寅、丁卯等，《黄帝内经素问·六微旨大论》所云："天气始于甲，地气始于子，子甲相合，命曰岁立。"

由于天干数为十，地支数为十二，二者相配，以六轮天干，五轮地支构成六十环周（因为 10 和 12 的最小公倍数是 60），称为"花甲"或"甲子"。此具有周期循环的意义，也是古人用以纪年、月、日、时必用符号，始于甲子，结于癸亥。

（四）干支

是天干、地支的组合数，也是灵龟八法开穴之序号。

1. 天干配脏腑，子午流注"纳甲法"基础之一

《黄帝内经素问·脏气法时论》云："肝主春，足厥阴少阳主治，其曰甲乙……心主夏，手少阴太阳主治，其曰丙丁……脾主长夏，足太阴阳明主治，其曰戊己……肺主秋，手太阴阳明主治，其曰庚辛……肾主冬，足少阴太阳主治，其曰壬癸……"说明了脏腑、经络与四时、天干的配合关系。

2. 地支配脏腑，子午流注"纳子法"基础之一

人之气血运行，始于中焦而上注于肺，依次流经大肠、胃、脾、心、小肠、膀胱、肾、心包、三焦、胆、肝等脏腑、经络。始于寅而终于丑，周而复始，如环无端。不仅天天如此，月月如此，季季如此，年年也如此。

3. 灵龟八法

也称奇经纳卦法，是古典取穴法之一。是以奇经八脉的八穴为基础，配合八卦、九宫与天干、地支的变易进行选配，按日、按时开穴防治疾病的方法。

4. 八脉交会穴

"八脉交会穴"分布在四肢腕关节、踝关节附近。其中分布在上肢的有列缺、后溪、外关、内关，分布在下肢的有照海、申脉、公孙、足临泣。

（1）申脉（BL62），足外侧，外踝高点下缘凹陷中。

属足太阳膀胱经，通阳跷脉。

（2）照海（KI6），足内侧，内踝高点下缘凹陷中。

属足少阴肾经，通阴跷脉。

（3）外关（SJ5），前臂外侧，腕背横纹上2寸，桡骨与尺骨之间。

属手少阳三焦经，通阳维脉。

（4）足临泣（GB41），足背外侧，第四、五跖骨之间，小趾伸肌

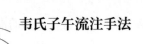

腱外侧凹陷中。

属足少阳胆经，通带脉。

（5）公孙（SP4），足内侧，第一跖骨基底部的前下缘赤白肉际处。

属足太阴脾经，通冲脉。

（6）后溪（SI3），手掌尺侧，第五掌指关节后缘赤白肉际处。

属手太阳小肠经，通督脉。

（7）内关（PC6），前臂内侧，腕横纹上2寸，掌长肌腱与桡侧腕屈肌腱之间。

属手厥阴心包经，通阴维脉。

（8）列缺（LU7），腕横纹上1.5寸，桡骨茎突上方凹陷处。

属手太阴肺经，通任脉。

二、子午流注经络走向

子午是指时间，是地支中的第一数与第七数，是阴阳对立的两方面。流注是气血流动之意，分为：①纳甲（纳干）法，也称日干子午流注。②纳子（纳支）法，也称时支子午流注。

天干，年月日的符号，甲，乙，丙，丁，戊，己，庚，辛，壬，癸；地支，子，丑，寅，卯，辰，巳，午，未，申，酉，戌，亥。

十二经脉"井、荥、输、经、合"五穴都分布在肘、膝以下。计手足六阴经，每经五穴，共三十穴；手足六阳经，每经六穴，共三十六穴。对此十二经六十六穴，《灵枢经·本输》指出，它们是气血流注的重要穴位，并将每一阴经的五穴，分别定为井、荥、输、经、合；而阳经多一原穴，每一阳经的六穴，分别定为井、荥、输、原、经、合。由此再按每一穴的性质和作用，确定每一经的脉气所出是井，所流是荥，所注是输，所过是原，所行是经，所入是合。子午流注就是选用此类要穴，并在注重脉气出入流注等意义上，进而定出了一种适应气血盛衰的治疗法则。

子午流注经络时辰如下（表3-1）。

1. 卯时（5点至7点）大肠经旺，有利于排泄。

2. 辰时（7点至9点）胃经旺，有利于消化。

3. 巳时（9点至11点）脾经旺，有利于吸收营养、生血。

4. 午时（11点至13点）心经旺，有利于周身血液循环，心火生胃土，有利于消化。

5. 未时（13点至15点）小肠经旺，有利于吸收营养。

6. 申时（15点至17点）膀胱经旺，有利于泄掉小肠下注的水液及周身的火气。

7. 酉时（17点至19点）肾经旺，有利于贮藏一日脏腑之精华。

8. 戌时（19点至21点）心包经旺，再一次增强心的力量，心火生胃土，有利于消化。

9. 亥时（21点至23点）三焦通百脉，人进入睡眠，百脉休养生息。

10. 子时（23点至1点）胆经旺，胆汁推陈出新。

11. 丑时（1点至3点）肝经旺，肝血得以收藏，情志得以疏畅。

12. 寅时（3点至5点）肺经旺，将肝贮藏的新鲜血液输送百脉，迎接新的一天到来。

不同的经对应人体的不同功能系统，如小肠对应人体的吸收功能，并不是简单只对应实体的脏器。

表3-1　时辰与时间关系表

时辰	子	丑	寅	卯	辰	巳	午	未	申	酉	戌	亥
时间	23～1	1～3	3～5	5～7	7～9	9～11	11～13	13～15	15～17	17～19	19～21	21～23

子午流注与内脏关系如下。

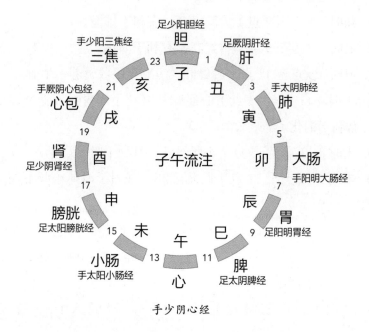

三、五行对应关系（表 3-2）

表 3-2　五行对应关系表

木 →	火 →	土 →	金 →	水
肝	心	脾	肺	肾
胆	小肠	胃	大肠	膀胱
目	舌	口	鼻	耳
筋	血脉	肌肉	皮毛	骨
食指	中指	拇指	无名指	小指
青	赤	黄	白	黑

续表

木	→	火	→	土	→	金	→	水
酸		苦		甘		辛		咸
春		夏		长夏		秋		冬

四、天干地支推算方法

子午流注开穴关键在于择时。首先要将患者接受治疗的时间（包括年、月、日、时）推算出来，然后才能按时开穴进行相应治疗。

1. 总和数

韦贵康教授在长期临床推算中得出了基本参数为 5.25。总和数（取整数，四舍五入）= 上年公元数 × 参数 + 当年已到天数，例如：2002年 5 月 31 日，总和数 =2 002×5.25+（31+29+31+30+31）=10 663。

2. 天干

总和数的末尾，即：3（丙）。

3. 地支

总和数 ÷12= 商 + 余数，如无余数为 12，即 10 663÷12=888.5，地支数为 5（辰）。

4. 干支

总和数 ÷60= 商 + 余数，如无余数为 12，即 10 663÷60=177.7，干数为 7（庚），即 0.7×60÷10=4.2，支数为 2（丑），干支为庚丑。

第二节

掐指推算子午流注纳子法

纳子法又称"纳支法"。是以一天的十二时辰配合脏腑、经脉按时取穴的一种开穴方法，它属于广义的"子午流注"取穴法，具体应用有"补母泻子"取穴法和"一日六十六穴法"两种。

一、补母泻子取穴法

此法是根据"虚则补其母，实则泻其子"的选穴原则和"实者，推其来也；虚者，推其去也"的择时取穴而进行推按的一种补泻方法。

"虚则补其母，实则泻其子"是根据所病部位、经脉五行属性，以确定相关经脉上相应五行属性的五输穴。如果是虚证，选其母穴治疗；如果是实证，选其子穴治疗。

"实者，推其来也；虚者，推其去也"是根据所病部位、经脉及其相应的地支，以确定适宜治疗的时辰。这种补泻手法，是依据气血流注某经的时间进行补泻。也就是说，当某经气血最盛之时，迎其经之盛，取子穴泻之；气血刚刚流过某经的时辰，也就是某经气血最虚之时，随其经之虚，取母穴补之。

具体应用，又分为本经母子补泻和他经母子补泻两种。

（一）本经补母泻子法

即在所病经脉的"其去"或"其来"之时，在该经脉上取相关的母穴或子穴进行治疗。

比如肺经有病，症见咳嗽气喘、胸闷胸痛、肺胀喘满、脉来洪大等，属于实证。治疗当"泻其子""刺其来"。"泻其子"，即泻肺经的子穴——尺泽；"刺其来"，肺应寅时，寅时气注肺经为"其来"。所以，当寅时泻尺泽穴就是"实则泻其子""刺实者刺其来"。

对于"不虚不实"之证，或者遇到急症而补泻时辰未到或已过时，则可采用"不盛不虚，以经取之"的治疗原则，即在病变经脉上取五输穴中的"本穴"或者"原穴"进行治疗。

（二）他经补母泻子穴

在所病经脉的"其去"或"其来"之时，取相应母经的本穴或相应子经的本穴进行治疗。

比如肺病见咳嗽气喘、畏寒怕冷、面色苍白、气弱脉微等症属虚证，治疗当在肺经值日后一个时辰"卯时"——"其去"之时，取属土脾经的本穴人白治疗。因肺经属金，土生金，故属土的脾经是肺经的母经，脾经的本穴即肺经的母穴。所以，卯时取脾经的本穴太白治疗，即"虚则补其母""刺虚者刺其去也"之意。

二、一日六十六穴法

一日六十六穴法是按十二时辰所对应的脏腑，在每一时辰开相应经脉的穴位。阴经开井、荥、输、经、合穴，阳经开井、荥、输、原、经、合穴。也有人将此法推而广之，所取穴位不局限于取五输穴和原穴，凡本经穴位均可选取，故又称"按时循经取穴法"。

第四章

子午流注手法的
操作规范及适应证

子午流注手法操作规范及常用手法

一、按时取穴与定时取穴

按时取穴，是在当日、当时主开某穴的时候，利用手法及时刺激该穴位，再施行对证疗法。例如甲日辛未时，所开的是肺经的合穴尺泽，患者肩周疾患并牵扯胸廓神经痛，选取尺泽及时刺激，可获得更佳疗效。

定时取穴，依据按穴寻时，与患者约定适宜子午流注操作的时间，到应该选用那个穴位的时候，准时进行治疗。这种定时取穴法，多适用于一般慢性病的治疗。例如后溪、合谷、至阴是治疗五官疾患的主穴，它们的疗效在平时已为医家所公认，如果能按照流注开穴时间去刺激这些穴位，奏效更速。

二、逐日互用取穴

逐日互用取穴，又称合日互用取穴，取自"妻闭针其夫，夫闭针其妻"的意思，完全以十二经所分配的天干为主。依据十天干相互配合原则，即甲与己合，乙与庚合，丙与辛合，丁与壬合，戊与癸合。例如，甲日和己日两日中时辰的干支是相同的，如果将这两日中所开各穴，仅按甲子、乙丑、丙寅等时辰的顺序，将两日的穴位合并起来，则甲日和己日两日之中就会增加许多次开穴的机会了。

三、根据时辰确定迎随手法方向

子午流注迎随补泻手法，主要有"随而济之"和"迎而夺之"两种。其法先确定治疗时辰开穴以及主要治疗经脉，再依据十二经气血循行方向，虚证则随而济之，顺着该经络气血走向施术，运用一指禅、滚法等手法进行治疗；实证则迎而夺之，逆着该经络气血走向施术，运用一指禅、滚法等手法进行治疗。但补泻迎随，亦需要视其病症的虚实来分别使用手法。《灵枢经·终始》指出："阴盛而阳虚，先补其阳，后泻其阴而和之；阴虚而阳盛，先补其阴，后泻其阳而和之。"

四、韦氏子午流注手法

（一）基础手法

1. 点按法

（1）按时取穴：例如甲日辛未时，患者肩周疾患并牵扯胸廓神经痛，开肺经的合穴尺泽。以拇指按法为例，点按时以一轻一重的频率间歇用力，如行针之法，指力要透达深部，点按约3分钟。

（2）定时取穴：后溪、合谷、至阴是治疗五官疾患的主穴，用于治疗梅核气时，可选取合谷于庚日甲申时进行治疗。以拇指按法为例，点按时以一轻一重的频率间歇用力，如行针之法，指力要透达深部，点按约3分钟。

（3）肘尖按法：患者取俯卧位，医者立于患者臀中（穴名）对侧，一手支撑于床面，另一手肘尖定位于患者臀中（穴名）处，嘱患者自然呼吸，医者由轻到重点按穴位至局部皮肤微热，力量以患者能忍受为度，点按约3分钟。运用同样的手法作用于对侧。

2. 揉按补泻法

嘱患者采取适当体位，在施术的过程中，医者用拇指指端作用于特定穴位，施加持续压力的同时进行轻揉。治疗时刺激弱，频率慢，顺时针方向揉者为补法；反之，治疗时刺激大，频率快，逆时针揉者为泻法。

3. 迎随补泻法

主要有"随而济之"和"迎而夺之"，根据病症的虚实，虚则补之，实则泻之。补法：顺经络走向施以一指禅推法、小鱼际揉法或肘揉法。泻法：逆经络走向分别做一指禅推法和小鱼际揉法或肘揉法。

（1）小鱼际揉法：患者取坐位或卧位，术者单手或双手自然屈曲，手握空拳，沉肩、屈肘、悬腕，将第5掌指关节背侧突起部吸定治疗部位，以小指、中指的掌指关节突起部及腕背横纹尺侧所构成的三角形为着力部位，通过腕关节屈伸和前臂旋转的复合动作带动着力部位连续往返滚动，使产生的力轻重交替，持续不断地作用于治疗部位，掌背的近小指侧部位是揉法操作的着力点，应紧贴治疗部位，不宜移动或跳动，腕关节的屈与伸应保持相等均匀的压力，以避免手背与体表撞击，每分钟来回摆动120次左右。

（2）肘揉法：操作时，患者取适当体位，医者身体略前倾，屈肘，以尺骨近端侧面为着力点，吸附于施术部位上，通过肘关节屈伸、内收、外展，带动前臂往返摆动，使产生的力轻重交替，持续不断地作用于治疗部位。动作要点：肩背部不可过于紧张，肘关节活动幅度固定，着力点要贴紧体表，压力均匀，动作应协调而有节律。主要起到舒筋活血、解痉止痛、松解粘连、滑利关节等作用。

（3）一指禅推法：用拇指指端、罗纹面或偏锋着力于经络穴位上，沉肩垂肘，腕关节悬屈，运用腕间的摆动带动拇指关节的屈伸活动，产生轻重交替、持续不断地作用于经络穴位上的力。

4. 补母泻子法

（1）本经补母泻子法。即在所病经脉的"其去"或"其来"之时，在该经脉上取相关的母穴或子穴，运用揉按补泻的手法进行相应治疗。比如肺经有病，症见咳嗽气喘、胸闷胸痛、肺胀喘满、脉来洪大等，属于实证。治疗当"泻其子""刺其来"。"泻其子"，即泻肺经的子穴——尺泽；"刺其来"，肺应寅时，寅时气注肺经为"其来"。所以，当寅时泻尺泽就是"实则泻其子""刺实者刺其来"。对于"不虚不实"之证，或者遇到急症而补泻时辰未到或已过时，则可采用"不盛不虚，以经取之"的治疗原则，即在病变经脉上取五输穴中的"本穴"或者"原穴"进行治疗。

（2）他经补母泻子法。在所病经脉的"其去"或"其来"之时，取相应母经的本穴或相应子经的本穴进行治疗。比如肺病见咳嗽气喘、畏寒怕冷、面色苍白、气弱脉微等症属虚证，治疗当在肺经值日后一个时辰"卯时"——"其去"之时，取属土脾经的本穴太白治疗。因肺经属金，土生金，故属土的脾经是肺经的母经，脾经的本穴即肺经的母穴。所以，卯时取脾经的本穴太白治疗，即取"虚则补其母""刺虚者刺其去也"之意。

（二）特色手法

1. 顺骨整复法

触诊患者错位的脊柱椎体，选取适当的正骨手法，将偏移旋转的椎体或者错缝的小关节进行整复，恢复正常的位置。

2. 顺筋松解法

运用理顺法等手法，松解患者粘连的软组织和痉挛的肌肉，配合关节运动，将脱槽的筋恢复到正常的解剖生理状态。

3. 顺脉推按法

多用于四肢，若患者肢体苍白，应运用推散法等手法，向远端推按；如肢体瘀紫，应从肢体远端向近端推按。

4. 顺经调理法

当患者经筋出现病损，可运用揉法、叩击法等，循经络走行进行

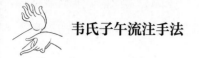

治疗。

5. 顺风调理法

患者肢体麻痹，运用理筋手法，自肢体近端向远端推按，以疏通经络、营养肢体。

6. 传导调理法

患者肢体传导障碍，运用基础手法向远端点按，疏通经络。

7. 反射调理法

患者肢体反射障碍，运用基础手法自肢体近端向远端点按。

8. 远近调理法

患者躯干或四肢出现疼痛、麻木等不适症状，运用近病远治原理，自手背、足背向肢体近端点按的治疗方法。

（三）正骨调筋

韦贵康教授认为，脊柱与督脉为一个整体，脊柱与脏腑功能密切相关，功能上相互协调，病理上相互影响。从解剖角度看，脊柱是人体中轴，任何部位的负重、力的冲击、压迫最终都传导至脊柱；人体之所以能完成一个个动作，是因为筋骨相连，没有不连骨头的筋，也没有无筋的骨头。在治疗时，应检查患者脊柱的椎体移位情况，整复错位的小关节，梳理督脉走行，正骨调筋。

1. 理筋八法

包括推散法（图4-1）、传导法（图4-2）、反射法（图4-3）、调理法（图4-4）。

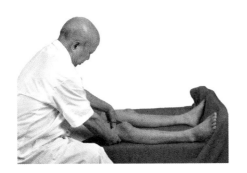

图 4-1　推散法

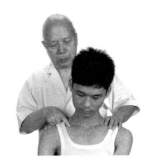

图 4-2　传导法

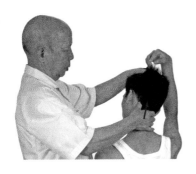

图 4-3　反射法

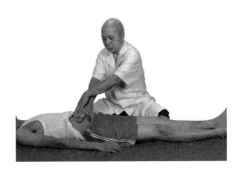

图 4-4　调理法

2. 正骨手法

包括颈椎复位法（图 4-5）、胸椎 2 法（图 4-6）、腰椎 2 法（图 4-7）和骨盆 3 法（图 4-8）。

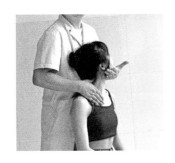

图 4-5　颈椎复位法

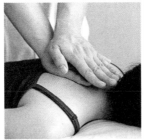

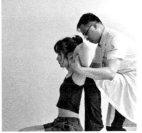

图 4-6　胸椎 2 法

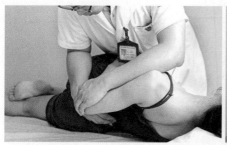
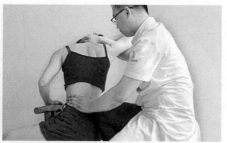

图 4-7　腰椎 2 法

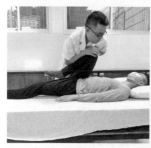
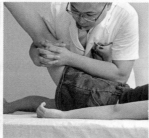
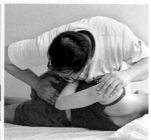

图 4-8　骨盆 3 法

第二节

子午流注手法治疗适应证

子午流注手法主要适用于治疗四肢损伤及脊柱相关疾病。例如肩关节周围炎、膝关节退行性病变、颈椎及腰椎退行性病变等疾病，并根据相应的时辰来安排治疗时间。

1. 依据子午流注纳支法相关理论，按天干、地支推算的结果，选择对应时辰开穴，对应病证治疗主穴，并对相应穴位及病变经脉施行不同的手法。我们主要选择五输穴、八会穴与韦氏奇穴（韦氏奇穴共40穴、4线、4区，是脊柱相关疾病在体表的反应点、线、区，主要分布在十二经筋、十二经脉、督任脉经线上或附近）。

2. 依据十二时辰时间差中阴阳消长变化选择子→午→子→午相应节律时辰来顺应时辰进行治疗，特别是针对外伤早期、中期、晚期治疗原则及方法的确定较有意义。早期治疗以抑制伤情发展为主，中期治疗主推和血生新，后期则注重康复功能恢复与体能训练。

3. 依据阴阳与脏腑、五行关系，选择最佳人体状态、最佳治疗时间与最佳治疗方法来施行手法，如损伤性疾病治疗，优选白天，上午优于下午，下午优于晚上。

第三节

子午流注手法禁忌证

1. 患有较重内脏器质性疾病者慎用。
2. 年老体弱者、妇女月经期慎用，妊娠期禁用。
3. 患有癌症、骨肿瘤及骨结核等骨病者禁用。

第四节

治疗时注意事项

1. 注重择时，灵活运用。
2. 重视选穴，配合他穴。
3. 择时选穴，注重手法。

第五章

子午流注手法在临床治疗中的应用

四肢骨关节疾病

一、肩峰下撞击综合征

【概述】

肩峰下撞击综合征又称肩峰下疼痛弧综合征、肩部撞击征等。首先由 Neer 于 1972 年以肩峰撞击征这一概念提出；1974 年 Deseze 和 Robinso 等对肩峰下结构及肱骨大转子在肩峰下的活动轨迹进行了深入的研究，提出了第二肩关节的概念，以后 Ressel 进一步称其为"肩峰下关节"。肩峰下撞击综合征是指患者的肩关节在外展活动时肩峰结构相互摩擦、撞击而产生肩部慢性疼痛的综合征。其主要临床特点是患者具有典型的疼痛弧，即在肩关节主动外展 60°～120° 时疼痛或疼痛加剧，而在其他范围内或肩关节被动活动时疼痛明显减轻或无明显疼痛。

【病因病理】

关于肩峰下撞击的原因，国内黄公怡将其分为两类，即解剖学原因和动力学原因，前者是指冈上肌出口因骨或软组织结构异常出现狭窄而发生的撞击征，可称为"结构性撞击征"；后者指肩关节稳性结构破坏或动力装置失衡而导致的肩峰下撞击征，称为"功能性撞击征"，解剖学和动力学的原因相互影响。

从临床上看，本病多发生在中年以上且多长期从事肩过伸动作者，如体操、游泳、网球、棒球等运动员及板壁油漆、装饰工人等，肩关节长期过度外展，累积损伤，肱骨结节及肩袖与原本对其有保护作用的喙肩穹反复撞击，使局部出现水肿、变性、肌腱断裂等。

【临床表现】

1. 患者有肩部疼痛症状

患者肩峰周围疼痛是本病的主要症状，有时亦可波及整个三角肌；其疼痛的特点如下。

（1）患者在手臂上举或肩外展时疼痛加剧。

（2）患者具有典型的疼痛弧征：即在上臂外展 60°～120°范围内出现疼痛或疼痛加剧。

（3）患者被动活动肩关节，可触及明显的碎裂声或捻发音，但无明显疼痛。患者病变早期仅出现肩外展受限、局部疼痛，当病变进一步发展时，肩关节外展、外旋、后伸均有不同程度的功能障碍，疼痛亦日渐加重，不能侧卧。后期患者肌力明显减弱，冈上肌、肱二头肌及三角肌相继萎缩，肩关节失稳。

2. 肩部撞击试验阳性

患者肩部撞击试验阳性是本病的典型体征。检查时患者取坐位，检查者一手固定肩胛骨，另一手拉托患者肘部，快速向前上方顶，造成大结节与肩峰的撞击，可出现明显疼痛或疼痛加剧，本试验对肩部撞击综合征的诊断具有参考价值，随后将 1% 利多卡因 10mL 注入肩峰下滑囊，重复上述试验，若疼痛减轻或无痛，则基本上可以明确本病的诊断。

3. 患者肩部 X 线检查结果

常规拍摄患者肩关节的正位片，必要时加拍前臂内旋或外旋的肩部正位片及肩关节过度外展位 X 线片，以便观察肩峰及喙肩穹与大结节的位置关系，大多数患者很少有阳性发现，部分患者有这样的 X 线征象：①肱骨大结节硬化，囊性变或骨疣形成，特别是在冈上肌腱止点处。②肩峰下面硬化，囊性变或表面骨疣形成。③肩锁关节软骨面侵蚀、吸收、骨质硬化增生。④冈上肌腱钙化。⑤肩峰及肱骨之间的间隙变窄。

【诊断】

1. 患者肩部疼痛，肩关节活动受限，绝大多数有肩部撞击病史。

2. 患者疼痛弧试验阳性；肩部撞击试验阳性。

3. 患者肩部 X 线检查结果阳性。

【治疗】

1. 医者按患者就诊时间与具体病情，利用按时取穴或定时取穴的方法，选取相应穴位，运用点按法开穴。

2. 医者点按患者肩外（奇穴）、岗下（奇穴）、天宗、肩贞、肩井、中府、肩髃、肩髎等穴位，以舒筋通络、行气止痛。

3. 顺筋松解法

医者在患者肩部的不同姿势状态下，利用擦法、弹拨法或拿揉手法放松肩部的冈上肌、冈下肌、小圆肌、肩胛下肌及其起止点处。对患肩进行理顺放松，对痛点部位先施力量较小的揉拔手法，后使其处于紧张处施分筋理顺手法（顺其纤维走行方向理顺，按压使其移位、扭错的筋腱复位、舒平）。

4. 调筋正骨

医者在患者肩关节外展或旋转位进行检查，找出患者出现疼痛的姿势及受限的位置，松解肌肉紧张部位，配合适当牵拉，恢复关节正常生理功能。慢性期患者可进行肩关节摇法、扳法、牵张法，进一步松解粘连，急性期慎用。

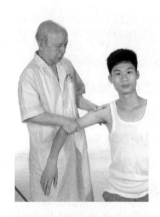

图 5-1 肩峰撞击综合征顺筋松解法

【注意事项】

医者采用此手法要轻、巧，避免粗暴手法，以免加重患者局部损伤。患者经手法治疗后，不宜过早剧烈活动，尤不宜过多转动肩部关节，待疼痛缓解后（1~2 天），再逐渐恢复活动。

二、科雷氏骨折后遗症

【概述】

科雷氏骨折即桡骨远端伸直型骨折，多见于骨质疏松人群，因为其局部解剖结构较为复杂，若处理不当，会出现疼痛、活动功能障碍等后遗症，影响生活质量。

【病因病理】

科雷氏骨折由外伤引起，跌倒时，患者前臂旋前，腕关节呈背伸位，前臂纵轴与地面成60°以内夹角，手掌小鱼际肌部着地，躯干向下的重力与地面向上的反作用力在桡骨下端1.5cm处呈现剪力，造成骨折。暴力较轻时，患者骨折处嵌插而无明显移位。暴力较大时，患者腕关节的解剖关系会发生改变，骨折远端向桡侧和背侧移位，桡骨下端关节面改向背侧倾斜或成为负角；向尺侧倾斜减少或完全消失，甚至向桡侧倾斜成为负角。患者骨折处移位时，骨折远端皮质骨可插入远端松质骨内使桡骨变短。严重移位时，骨折断端可有重叠移位，腕及手部形成"餐叉样"畸形。由于患者桡骨远端骨折有成角移位及重叠移位，常合并下桡尺关节脱位及尺骨茎突骨折。若合并尺骨茎突骨折，下桡腕关节的三角纤维软骨盘亦随骨折块移向背侧、桡侧。

【临床表现】

1. 症状

（1）患者骨折部位会出现不适感（酸、胀、沉、紧等）。

（2）患者腕部运动不便，较未受伤前握力减弱。

2. 患者体征

肿胀不明显，仅觉局限性微痛，可有环状压痛，腕部周围肌肉紧张，病久者可摸及条索状或硬结状反应物；骨折复位后部位有不同程度的偏移，偏移侧有饱满感；腕部活动度受限。

3. 临床检查

患者腕部 X 线检查，可明确骨折类型、移位方向、骨折复位后骨痂形成情况，并可了解是否有下桡尺关节脱位。

【诊断】

1. 患者有腕部骨折病史。

2. 患者腕部 X 线检查可明确骨折类型、移位方向、骨折复位后骨痂形成情况，是否合并尺骨茎突骨折、下桡尺关节脱位。

【治疗】

1. 医者按患者就诊时间与具体病情，利用按时取穴或定时取穴的方法，选取相应穴位，运用点按法开穴。

2. 医者拇指点按手三里、偏历、阳溪、列缺和合谷等穴位各约 1 分钟。

3. 顺筋松解法

医者寻找患者身体处压痛点，对压痛部位及其周围敏感部位进行重点放松，并记录压痛点的压痛位置。医者用拇指揉拨腕部及腕横韧带，重点拨腕掌侧横纹，顺各肌腱的走向理顺，并用拇指指腹重推尺桡骨、各掌骨底及指骨基底，反复数次；医者采用点按法、指揉法，反复屈伸腕部，在腕部屈伸状态下，理顺各肌腱。重点点按肱骨外上髁、前臂尺桡骨间沟及其边缘等部位的敏感点和腕部的压痛点。

4. 调筋正骨法

医者运用搓法搓擦前臂，重点在桡侧、腕部，随后轻轻抖动患腕，活动腕关节，结束手法操作。

【注意事项】

患者疾病后期以功能恢复与体

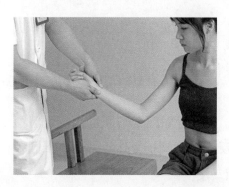

图 5-2　科雷氏骨折后遗症调筋正骨搓法

能训练为主。医者采用此手法要轻、巧，避免粗暴手法，以免加重局部损伤。患者经手法治疗后，不宜过早剧烈活动，尤不宜过多转动腕部关节，待疼痛缓解后（1～2天），再逐渐恢复活动。

三、髌骨软骨软化症

【概述】

髌骨的后侧面大部分由软骨覆盖，表面光滑，呈"V"形，与股骨髁间切迹关节面相对应，形成髌骨关节。髌骨软骨软化症又称髌骨软骨症、髌骨劳损，是髌骨软骨由于损伤而引起的退行性病变。髌骨软骨软化症好发于膝部活动较多的人员，如田径、登山运动员及舞蹈演员等。反复扭伤、积累劳损，高位、低位髌骨，膝内、外翻畸形或长期感受风寒湿邪等均是本病的致病因素。

【病因病理】

当患者关节伸直时，股四头肌松弛，髌骨下部与股骨髁间窝轻轻接触；当患者膝关节屈曲至90°时，髌骨上部与髁间窝接触；当患者膝关节完全屈曲时，整个髌骨关节面紧贴髁间窝。患者在长期过度屈伸活动中，髌骨之间经常摩擦、相互撞击，致使软骨面磨损，产生退行性变，软骨表面无光泽、粗糙、软化、纤维化、弹性减弱、碎裂和脱落。患者髌骨软骨损伤面积可逐渐扩大，股骨髁的髌面亦发生同样的病变，同时还可以累及关节滑膜、脂肪垫及髌韧带而产生充血、渗出和肥厚等变化。

【临床表现与诊断】

患者有膝部劳损或扭伤史，起病缓慢，最初患者感觉膝部隐痛或酸痛、乏力，继则疼痛加重，以髌骨后疼痛为著，劳累后加剧，上下楼梯困难，休息后减轻或消失。

医者检查患者膝部无明显肿胀，髌骨压痛，髌周挤压痛，活动髌骨时有粗糙的摩擦音，关节内有时有积液，股四头肌有轻度的萎缩。

患者髌骨研磨试验阳性（患者患膝伸直，检查者用手掌将髌骨推向股骨髁并做研磨动作，有粗糙摩擦感且疼痛加剧），患者挺髌试验阳性（患者患膝伸直，检查者用拇、食二指将髌骨向远端下方推压，嘱患者用力收缩股四头肌，引起髌骨部剧烈疼痛），患者下蹲试验阳性（患者提起健足，患膝逐渐下蹲，患膝产生剧烈疼痛）。

患者经 X 线检查，早期无明显改变，中后期侧位及切线位片可见髌骨边缘骨质增生，髌骨关节面粗糙不平、软骨下骨硬化、囊样变，髌股关节间隙变窄等改变。

【治疗】

1. 医者根据患者就诊时间与具体病情，利用按时取穴或定时取穴的方法，选取相应穴位，运用点按法或揉按法开穴。

2. 医者点按患者髌上（奇穴）、沟间（奇穴）、腰下（奇穴）、血海、风市、足三里等穴位，以行气散瘀、通络止痛。

3. 顺经调理法

医者用拇指于患者髌骨上揉动，然后于髌骨周围刮理，减轻髌骨之间的压力和刺激。医者顺患者足阳明胃经、足太阴脾经经络循行，分别自患者箕门、髀关向下点按至阴陵泉、足三里。

4. 患者加强膝关节的被动活动，恢复关节正常生理活动范围；患者配合进行股四头肌舒缩锻炼和髌周的自我按揉活动。膝关节的疼痛等病变与腰椎关系密切，且均为膀胱经循行部位，因此医者在治疗时，可适当进行腰椎及骨盆的整复，腰膝同治，可以达到事半功倍的效果。

【注意事项】

医者嘱患者减少膝关节负重运动，尤其以爬山、上下楼梯为甚，

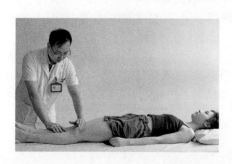

图 5-3　髌骨软化症髌骨上揉法

患者适当行膝关节功能锻炼，防止肌肉萎缩。

四、跟痛症

【概述】

跟痛症主要是指跟骨跖面由于慢性损伤引起的以疼痛、行走困难为主的病症，常伴有跟骨节部前缘骨质增生。跟痛症多发生于 40～60 岁的中老年肥胖者，多因老年肝肾不足或久病体虚，气血衰少，筋脉懈惰，加之体态肥胖，体重增加，久行、久站造成足底部皮肤、皮下脂肪、跖腱膜负担过重。

【病因病理】

足底的跖腱膜起自跟骨跖面结节，向前伸展，止于 5 个足趾侧趾节的骨膜上。当患者骶髂关节错缝，骨盆旋转，导致双下肢力学失衡，长期、持续的牵拉，使患者单侧下肢后缘肌肉韧带等软组织紧张痉挛，可在跖腱膜的跟骨结节附着处发生慢性劳损或骨质增生，致使局部无菌性炎症刺激，引起疼痛。

【临床表现与诊断】

患者起病缓慢，多为一侧发病，可有数月或数年的病史。足跟部疼痛，行走加重。典型者晨起后站立或久坐起身站立时足跟部疼痛剧烈，行走片刻后疼痛减轻，但行走或站立过久疼痛又加重。患者跟骨的跖面和侧面有压痛，局部无明显肿胀。若跟骨骨质增生较大时，可触及骨性隆起。X 线片常见骨质增生，但临床症状常与 X 线征象不符，不成正比，有骨质增生者可无症状，有症状者可无骨质增生。

【治疗】

1. 医者按患者就诊时间与具体病情，利用按时取穴或定时取穴的方法，选取相应穴位，运用点按法或揉按法开穴。

2. 医者点按委中、承山、飞扬、复溜、昆仑、太溪、阴陵泉等穴

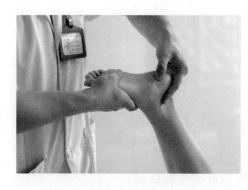

图 5-4 足跟痛跖腱膜跟骨结节点按法

位，以舒筋通络、缓解疼痛。

3. 顺筋松解法

医者在跖腱膜的跟骨结节附着处做点按手法，以松解肌肉紧张、减轻跟骨疼痛；循膀胱经走行，自肾俞起，向足跟方向用肘滚法及点按法推按，止于跟骨。

4. 患者腰椎的错位、椎间盘的突出、神经的卡压、肌肉的痉挛等，均可引起足跟疼痛，因此在治疗时，患者需配合医者整复腰椎，调节"长短腿"，对足跟痛的治疗具有更好的疗效。

【注意事项】

患者的小腿后缘是医者治疗的重点，医者应避免在足跟局部过度点按而导致疼痛加重。

五、膝骨性关节炎

【概述】

膝骨性关节炎是一种慢性关节疾病，又称增生性关节炎、肥大性关节炎、老年性关节炎、骨关节病、软骨软化性关节病等。本病的主要病变是关节软骨的退行性变和继发性骨质增生。本病可继发于创伤性关节炎、畸形性关节炎。本病好发于中老年人群，并好发于负重大、活动多的关节，如脊柱、膝、髋等处。

【病因病理】

原发性骨性关节炎的发生，与人的年龄增长、关节软骨变得脆弱有关，软骨因承受不均压力而被破坏，加上关节活动过多，易发生骨性关节炎。

继发性骨性关节炎，可因骨盆错位导致双下肢力学失衡，或创伤、畸形和疾病造成软骨损伤，日久导致本病。关节软骨由于年龄增长、创伤、畸形等，软骨磨损，软骨下骨显露，呈象牙样骨，在关节缘形成厚的软骨圈，通过软骨内化骨，形成骨赘；关节囊发生纤维变性和增厚，限制关节的活动，关节周围的肌肉因疼痛而产生保护性痉挛，使关节活动进一步受到限制，增加了退行性进程，关节发生纤维强直。

【临床表现与诊断】

患者主要症状为关节疼痛，早期为钝性疼痛，后期逐渐加重，可出现典型的"休息痛"与"晨僵"，患者会感到静止时疼痛，即关节处于一定的位置过久，或在清晨起床时，感到关节疼痛与僵硬，稍活动后疼痛减轻；如活动过多，因关节摩擦又产生疼痛。颈椎发生本病时，可有颈项疼痛不适，或上肢放射性疼痛；腰椎发生本病时，腰部疼痛不适，常伴有下肢放射性疼痛。

体格检查时可见患者患病关节肿胀、肌肉萎缩，关节主动或被动活动时可有软骨摩擦音，有不同程度的关节活动受限和其周围的肌肉痉挛。X线检查：患者关节边缘有骨赘形成，关节间隙变窄，软骨下骨有硬化和囊腔形成。本病发展到晚期，患者关节面凹凸不平，骨端变形，边缘有骨质增生，关节内可有游离体。脊椎发生骨性关节炎时，椎间隙变窄，椎体边缘变尖，可见唇形骨质增生。

【治疗】

1. 医者按患者就诊时间与具体病情，利用按时取穴或定时取穴的方法，选取患者相应穴位，运用点按法或揉按法开穴。

2. 医者点按患者髋上（奇穴）、阴陵泉、血海、风市、足三里等穴位，以行气散瘀、通络止痛。

3. 顺筋松解法

患者仰卧位，伸直患肢，股四头肌放松，医者循患者足少阳胆经

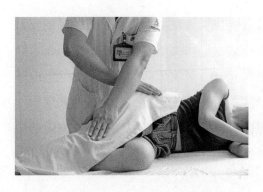

图 5-5　膝骨性关节炎足少阳胆经推散法

走行，从患者大腿外侧自髂棘下缘，运用推散法向犊鼻方向推按。医者活动患者膝关节数次，医者手前臂置于膝关节后侧做支点，将患者膝关节尽量屈曲，然后去掉做支点的手臂，直接屈曲患者膝关节 2 次或 3 次。

4. 患者膝关节疼痛等病变与腰椎关系密切，且均为膀胱经循行部位，因此医者在治疗时，可适当进行腰椎及骨盆的整复，腰膝同治，可以达到事半功倍的效果。

【注意事项】

患者对患病的关节应妥善保护，防止再度损伤，注意关节保暖，适当进行膝关节功能锻炼，提高肌力，改善关节的稳定性。

第二节

软组织损伤性疾病

一、肩周炎

【概述】

肩周炎俗称冻结肩、五十肩。肩周炎是以患者肩部疼痛逐渐加重，同时伴有多向肩关节功能障碍为主要临床表现的疾病，患者常出现肩周肌群、肌腱、滑囊、关节囊及其周围韧带的慢性特异性炎症。

肩周炎好发于 50 岁左右的人，女性多于男性，起病缓慢。

【病因病理】

1. 肩部因素

（1）中老年人出现软组织退行性病变，对外在压力的承受能力降低。

（2）患者长期过度活动肩关节、姿势不佳等所产生的慢性致伤力。

（3）患者上肢受到外伤后肩关节固定过久，肩周组织出现继发性粘连、萎缩。

（4）患者肩部遭受急性挫伤、牵拉伤后延误治疗或治疗不当。

2. 肩外因素

患者患有颈椎病，心、肺、胆道疾病引发的肩部牵涉痛，因原发病长期不愈使肩部肌肉持续性痉挛、缺血而形成炎性病灶，都可转变为肩周炎。

【临床表现与诊断】

1. 疼痛

患者患病初期为轻度肩部酸楚，冷痛、酸痛，可持续痛也可间歇痛，疼痛呈进行性加重。严重者活动稍不慎可诱发剧烈疼痛。疼痛可向颈部及上肢扩散，特别是肘部。

2. 功能障碍

患者上肢活动受限为肩周炎的主要特征，以患者进行外展、上举、内旋、外旋动作更为明显。患者肩关节疼痛不敢活动，而患者越少活动，关节炎症越容易加重，如此恶性循环，逐渐发展为患者肩关节软组织之间形成粘连或肌肉的起止点发生炎性粘连，使患者活动更加受限。患者表现为手不能梳头、摸背、洗脸、穿脱衣服等。

3. 肩部肌肉萎缩

患者患肩周炎后期，因疼痛粘连，导致患者不敢运动而发生失用性肌萎缩，特别是肩外侧三角肌及冈上肌的萎缩，可使患者肩部失去原有的丰满形状，出现肩峰突起现象，加重患者肩关节运动障碍，从而产生上臂上举受限，后伸困难，不能搭对侧肩的症状。此时患者的疼痛症状反而减轻。

4. 肩部有外伤史或劳损，以及感受风寒湿邪病史

患者曾因外力造成肩膀局部损伤、疼痛，未能及时治愈，病情迁延不愈变为慢性疾病，引起疼痛、粘连，活动受限；或患者肩膀长期劳累，软组织出现慢性损伤，导致肌肉紧张及挛缩，引起疼痛及活动障碍。当风寒湿邪侵袭患者肩部，易致局部经络不通，气血运行不畅，寒凝血瘀，不通则痛。

5. 检查

患者可有喙突、肱骨大小结节、肩胛骨内侧缘上 2/3 处、肩峰下结节间沟以及桡骨粗隆处压痛。患者的腋窝前后壁、胸大肌筋膜、背阔肌筋膜均呈挛缩、僵硬状态。患者内旋抗阻试验阳性（提示肩胛下肌、胸大肌病变），外展抗阻试验阳性（提示三角肌病变）。患者进行 X 线检查一般无变化，后期可见骨质疏松、关节间隙变窄或增宽，以及骨质增生、软组织钙化等。

【治疗】

1. 医者按患者的就诊时间，根据具体病情，利用按时取穴或定时取穴的方法，选取相应穴位，运用点按法或揉按法开穴。肩周炎为手阳明大肠经受累。医者根据患者体质、病邪的虚实，虚则补其母，按揉患者患侧曲池，手法以轻柔为主；实则泻其子，医者点按患者患侧二间。

2. 医者点按峰下（奇穴）、肩井、肩贞、天宗、曲池、风池等穴位，以疏通经络、行气止痛。

3. 顺筋松解法

医者治疗处于疼痛期的患者，可用拇指行推散法推峰下 3 ~ 5 次，

以患者能忍受疼痛为度。医者治疗处于粘连期的患者，可推散峰下，及施揉法于肩前部，一手托住患肢肘部，患者配合进行肩关节上举、后伸、外展、内旋、外旋的被动运动；医者施揉法于患者上臂曲侧，肱二头肌肌腹，按喙突、结节间沟、肘部桡骨粗隆，拿肱三头肌、肱二头肌、腋前襞。然后医者嘱患者健侧卧位，患肩朝上，医者站于前方，一手施揉法于肩外侧，重点治疗部位在肱骨大结节、三角肌粗隆处，另一手握住患者患肢患部，患者配合医者进行肩关节外展、内收的被动运动。医者施揉法于上臂外侧，按患者肱骨大结节、肱骨粗隆处。接下来患者处于俯卧位，医者站于患侧，一手施揉法于肩后部，重点治疗部位为患者冈上肌、冈下肌、小圆肌等处，医者另一手托住患者肘部，患者配合肩关节做后伸内旋、外展的被动运动。

4. 调筋正骨

医者触诊患者偏歪的颈椎节段，运用手法进行复位，纠正紊乱的小关节，解除神经压迫及软组织的牵拉，缓解肌肉痉挛。

【注意事项】

医者平时应指导患者进行肩关节自主性功能锻炼，包括患者患肢顺/逆时针旋肩、手指爬

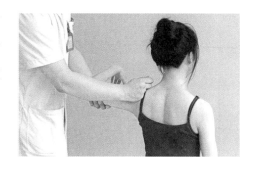

图 5-6　肩周炎上臂曲侧揉法

墙、扶栏下蹲、毛巾擦浴、抱颈后伸等自主运动，以免患者肩关节粘连，增加关节活动度，增强肩部肌肉力量，加快肩部功能的恢复。

二、肩袖损伤

【概述】

肩袖是覆盖于肩关节前、上、后方的肩胛下肌、冈上肌、冈下肌、

小圆肌等肌腱组织的总称。肩袖位于肩峰和三角肌下方，与关节囊紧密相连。肩袖的功能是在上臂外展过程中将肱骨头向关节盂方向拉近，维持肱骨头与关节盂的正常关系。肩袖损伤将减弱或丧失这一功能。严重影响患者上肢的外展功能。本病常发生在需要肩关节极度外展的反复运动中（如棒球、自由泳、仰泳、蝶泳、举重、球拍运动等）。

【病因病理】

1. 创伤

患者跌倒时手外展着地，或手持重物肩关节突然外展上举或扭伤而引起肩袖损伤。

2. 供血不足

患者患处供血不足引起肩袖组织退行性病变。当患者肱骨内旋或外旋中立位时，肩袖区最易受到肱骨头压迫、挤压血管而使该区域相对缺血，使肌腱发生退行性变。临床上肩袖完全断裂大多发生在这一区域。

3. 肩部慢性撞击损伤

中老年患者的肩袖组织因长期遭受肩峰下撞击、磨损而发生退变。本病常发生在患者需要肩关节极度外展的反复运动中。当患者上肢前伸时，肱骨头向前撞击肩峰与喙肩韧带，引起冈上肌肌腱损伤。

【诊断】

1. 患者出现肩关节疼痛。

2. 患者肩关节活动受限。

3. 患者疼痛弧试验阳性。

4. 患者关节撞击试验阳性。

5. 患者肩关节 MRI 显示肩袖损伤。

6. 患者患病病程大于 3 个月。

【治疗】

1. 医者根据患者就诊时间与具体病情，利用按时取穴或定时取穴的方法，选取患者相应穴位，医者运用点按法或揉按法开穴。患者患处有手太阳小肠经经过，故可根据患者体质、病邪虚实选穴治疗。虚则补其母，点按患者患侧后溪；实则泻其子，点按患者患侧小海。

2. 医者点按患者肩外（奇穴）、肩井、肩贞、天宗、曲池、合谷等穴位。

3. 顺经调理法、远近调理法

医者先予㨰法于患者肩后部使肩袖肌群放松、温热，遇粘连结节处可行推散法及活筋松解法，疼痛以患者能忍受为度。另外，医者还可以让患者端坐位，医者站于患侧，一手施㨰法于患者肩后部，重点治疗部位为患者冈上肌、冈下肌、小圆肌等处，医者另一手托住患者肘部，患者配合肩关节做后伸、内旋、外展的被动运动，解除肩袖周围肌群紧张，缓解局部疼痛。医者循患者手阳明大肠经走行，自患者肩井向曲池方向推按，以疏通经络、行气止痛；医者循患者手阳明大肠经走行，自合谷向肩井方向点按。

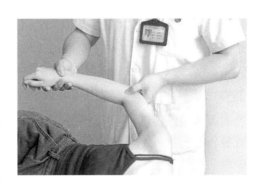

图 5-7　肩袖损伤按揉手阳明大肠经

4. 患者肩关节疼痛与颈椎密切相关，医者适当整复患者错位的颈椎小关节，可以有效缓解神经压迫与肌肉牵拉、缓解肩关节疼痛。

三、冈上肌肌腱炎

【概述】

冈上肌肌腱炎又称冈上肌综合征、外展综合征，是指患者患处劳损和轻微外伤或受寒后逐渐引起的肌腱退行性改变，属无菌性炎症，以疼痛、功能障碍为主要临床表现的疾患。本病好发于中青年及以上体力劳动者、家庭主妇、运动员，有外伤史或感受风寒湿邪史。

【临床表现与诊断】

单纯冈上肌肌腱炎发病缓慢，患者肩部外侧渐进性疼痛，上臂外展60°～120°（疼痛弧）时肩部疼痛剧烈。患者冈上肌起止点或肌腹酸痛，主动外展肩关节时，疼痛加剧，严重时外展高举受限，以外展高举60°～120°时疼痛最为明显，超此范围疼痛减轻或消失，外展时疼痛局限于肩外侧。

患者的冈上肌起点、冈上窝内侧骨面2/3处及止点肱骨大结节处可触及痛性结节。患者肩关节外展抗阻力试验阳性。患者肩外展高举60°～120°时疼痛，以肩外侧肱骨大结节处疼痛为甚。患者X线检查可见肱骨大结节处钙化影，偶见冈上肌肌腱钙化、骨质疏松，为组织变性后的一种晚期变化。

【治疗】

1. 医者根据患者就诊时间与具体病情，利用按时取穴或定时取穴的方法，选取患者身体相应穴位，运用点按法或揉按法开穴。患者患处有足太阳膀胱经循行，故医者根据患者的体质及病邪的虚实，虚则补其母，点按或揉掐患者患侧至阴；实则泻其子，医者点按患者束骨。

2. 医者点按患者肩外（奇穴）、峰下（奇穴）、肩井、肩髃、肩贞、天宗等穴位。

3. 顺经调理法

医者运用揉法放松患者肩部冈上肌，以舒通血脉、活血化瘀。医者运用拿筋法、理顺法放松患者肩背部肌肉。操作方法：医者外展患者肩关节，一手托住肘上部，一手在冈上肌起止点处用大拇指推散或行松解手法以疏通患者经络、剥离粘连，缓解肌肉痉挛。

4. 调筋正骨

医者适当松解患者颈部僵硬的肌肉组织，整复错位的颈椎小关节，可以有效缓解神经压迫与肌肉牵拉，缓解肩背部的疼痛。

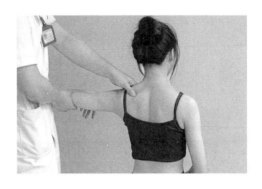

图 5-8　冈上肌腱炎冈上肌揉法

【注意事项】

医者可让患者放松、休息或更换运动项目，避免单一姿势工作而造成疼痛持续。假若患者的肌腱炎是由运动引发的，可以更换另一种运动。医者叮嘱患者注意日常工作姿势，减少驾车，控制使用手机的时间。医者叮嘱患者适当进行肩部功能锻炼，避免关节粘连。

四、肱骨外上髁炎（网球肘）

【概述】

本病为患者因急慢性损伤导致的肱骨外上髁周围软组织的无菌性炎症，以肘关节外侧疼痛、旋前功能受限为主要临床表现，称为肱骨外上髁炎。本病常见于需反复做前臂旋前、用力伸腕的成年人，好发于右侧。因本病在网球运动员中好发，故又名网球肘。

【病因病理】

网球肘本质是一种慢性损伤性无菌性炎症，多因患者长期、反复用力活动腕部（可导致前臂过度旋前或旋后），引发肱骨外上髁产生慢性损伤所致。肱骨外上髁为肱桡肌及前臂伸肌总腱的附着部。患者前臂伸肌如果长期、反复收缩、紧张，可造成肌腱与肱骨外上髁连接处损伤，逐渐出现无菌性炎症反应，造成肌腱止点的退行性改变，形成网球肘。

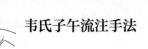

【临床表现与诊断】

患者在大多数情况下，网球肘从轻微疼痛开始，逐渐加重，部分患者在用力握拳伸腕时可因疼痛而无法持物。严重者甚至在进行拧毛巾、扫地等日常活动时也会感到困难。常见症状：患者肘部外侧疼痛、灼热，握力减弱，肘关节活动受限，个别患者活动前臂时会有肘关节弹响。

网球肘的诊断主要依赖于患者的职业史、运动史、症状及体格检查，如患者肘外侧有明确压痛点，肌腱断裂的患者可触及凹陷；患者伸肌腱牵拉试验阳性，Mills 征也提示网球肘的发生；患者伸腕抗阻试验疼痛而且力弱是重要体征。

【治疗】

1. 医者根据患者就诊时间与具体病情，利用按时取穴或定时取穴的方法，选取患者身上相应穴位，运用点按法或揉按法开穴。

2. 医者点按肩井、曲池、手三里、尺泽等穴位，以缓解患者前臂的肌肉紧张。

3. 顺筋松解法

患者端坐位或仰卧位，医者用拇指从患者穴位处斜向肘关节推按 3～5 次，患者缓慢被动屈伸患肘 3～5 次；患者坐位或仰卧位，医者立于或坐于患侧，用轻柔的擦法从肘部沿前臂背侧往返 10 次左右，以舒筋通络。

4. 弹拨法

医者右手持腕，使患者右前臂旋后位，医者左手用屈曲的拇指端压于患者肱骨外上髁前方，医者其他四指放于患者肘关节内侧。医者右手逐渐屈曲肘关节至最大限度，左手拇指用力按压患者肱骨外上髁的前方，然后再伸直患者肘关节，同时医者左手拇指推至患者患肢桡骨头之前，沿患者桡骨头前外侧缘自后向前弹拨伸腕肌起点。

5. 调筋正骨

医者运用拿法沿患者腕伸肌往返提拿（图5-9），配合擦法沿患者腕伸肌治疗，以透热为度，亦可搓上肢结束。医者触诊患者偏歪的颈椎及胸椎节段，运用顺骨整复法纠正患者紊乱的小关节，解除患者肌肉的牵拉及神经的卡压。

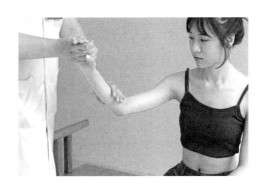

图 5-9　网球肘伸腕肌往返提拿法

【注意事项】

1. 患者尽量避免做拧毛巾、提重物等动作，日常活动可佩戴护肘，使肌肉和肌腱得到一定程度的放松，起到预防或缓解疼痛的作用。

2. 医者在运用韦氏手法治疗的过程中，应避免在患者局部穴位过度点按，造成新的损伤，加重肿胀、疼痛。

五、腕管综合征

【概述】

腕管综合征俗称鼠标手，是患者正中神经在腕管内遭到挤压而引起的一种周围神经卡压综合征。主要症状表现为患者腕前部疼痛及手部麻木无力，常见于正中神经分布的拇指、食指、中指区域。

该病在中老年女性患者中多见，既往有劳损病史者高发。男性患者常有职业病史，在需要长期腕部用力的程序员、木工、厨工等职业中，发病率较高。腕管综合征发病与患者的工作性质有很大关系。

【病因病理】

1. 外源性压迫

患者由于长期感受外源性的压力，通过腕横韧带直接传导到腕

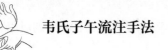

管，因此当患者手腕受到长期压迫时容易引起腕管内正中神经受压，从而出现腕管综合征。

2. 腕管管腔变小

患者腕横韧带可因肢端肥大症、黏液性水肿等内分泌病变或伤后疤痕形成而增厚，管腔变小。患者曾患桡骨骨折、腕骨骨折等腕部骨折或脱位畸形愈合，可使腕管后壁或侧壁凸向管腔，导致腕管狭窄。

3. 管腔内容物增多、体积增大

当患者腕管内出现腱鞘囊肿、神经鞘膜瘤、脂肪瘤及伤后血肿等疾病时，将占据管腔内容积，使腕管内组织结构相互挤压、摩擦，从而刺激或压迫正中神经。糖尿病患者血糖控制不佳时易发微循环障碍，是腕管综合征的高危因素。

【临床表现与诊断】

患者常会感到拇指、食指、中指指端麻木或疼痛，持物无力，症状以中指为甚，夜间或清晨症状比较明显。一些症状严重者，疼痛可达前臂、上臂甚至肩部。

1. 初期

初期患者主要为正中神经受压症状，患者患手桡侧三个半手指（拇指、食指、中指、1/2 环指）有感觉异样、麻木、刺痛。患者症状一般夜间较重，当手部温度增高时更明显。患者劳累后症状加重，甩动手指，症状可缓解。

2. 中期

患者出现持续性手指疼痛、麻木，随后发生感觉减退，甚至丧失，精细动作的灵巧性下降，如捏硬币、扣纽扣等活动障碍。患者严重时手指麻木、疼痛症状会延伸至手肘或肩膀。

3. 后期

患者可出现鱼际肌（拇展短肌、拇对掌肌）萎缩、麻痹及肌力减弱，拇指外展、对掌无力，握力减弱。患者拇指、食指及环指桡侧的一半感觉消失；患者拇指处于手掌的一侧，不能掌侧外展（即拇指不能与掌面垂直）。

最重要的诊断依据是患者存在典型的临床症状，即患者的正中神经分布区麻木不适，夜间加重，严重者可出现手指感觉减退或消失以及大鱼际肌肉萎缩。患者神经叩击检查或正中神经压迫试验阳性。

【治疗】

1. 医者根据患者就诊时间与具体病情，利用按时取穴或定时取穴的方法，选取患者相应穴位，医者运用点按法或揉按法开穴。

2. 医者点按患者患侧曲泽、内关、大陵、鱼际等穴位。

3. 顺经调理法

医者用一指禅推法、小鱼际擦法沿患者手厥阴心包经（前臂至手）往返治疗。医者在患者腕管及大鱼际处重点治疗，医者手法应先轻，然后逐渐加重。

4. 调筋正骨

患者正坐位，前臂放于旋前位，手背朝上。医者双手握患者掌部，右手在桡侧，左手在尺侧，而拇指平放于腕关节的背侧，医者以拇指指端按入患者腕关节背侧间隙内。医者在拔伸情况下摇晃患者腕关节，然后，医者将患者手腕在

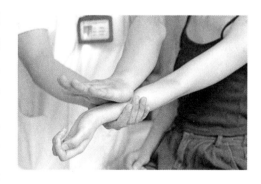

图 5-10　腕管综合征腕掌部擦法

拇指按压下背伸至最大限度，随即屈曲，并左右各旋转患者手腕 2～3 次。医者继而用擦法擦患者腕掌部（图 5-10），以达到舒筋通络、活血化瘀的目的。

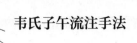

【注意事项】

患者需要注意患侧手应避免劳累、避免提重物、避免手及腕部过度活动，腕部注意保暖。因骨折、脱位引起本病者，应在骨折愈合、关节复位后，再考虑给予推拿治疗。医者在治疗过程中，对患者做腕关节的拔伸牵引和被动运动，切忌强力、暴力，以免发生新的损伤，尤其对于因类风湿关节炎所致本病者，更需注意。

六、踝关节扭伤

【概述】

踝关节扭伤是指患者在行走或者运动过程中，踝关节因活动超过其正常活动度（过度内翻或者外翻），引起关节周围软组织如韧带、肌腱、关节囊等发生损伤。踝关节周围主要有内侧的三角韧带（包括舟胫韧带、跟胫韧带、距胫前韧带和跟胫韧带）和外侧的外侧副韧带（包括距腓前韧带、跟腓韧带、距腓后韧带），踝关节扭伤主要指这些韧带损伤。

【病因病理】

患者的骶髂关节错缝，会引起骨盆不正、双下肢力学失衡，是容易发生踝关节扭伤的重要因素；患者常有脚踝受伤病史，不经常运动或锻炼，脚踝力量弱、柔韧性差，或天生关节比较松弛，更容易发生踝关节扭伤。患者踝关节扭伤通常发生在踝关节向内、向外扭转时，超过其正常活动范围，导致脚踝周围的一个或多个韧带的牵拉伤或撕裂。患者踝关节损伤后常引起局部毛细血管的破裂和出血，出现皮下瘀斑、青紫，踝关节疼痛、肿胀、不稳、活动障碍等症状。

【临床表现与诊断】

踝关节扭伤的临床表现包括患者伤后立即出现扭伤部位的疼痛和肿胀，随后出现皮肤瘀斑。严重者患足因为疼痛、肿胀而不能活动。外踝扭伤时，患者在尝试行足内翻时疼痛加剧。内侧三角韧带损伤时，患者在尝试行足外翻时疼痛加剧。患者经休息后疼痛和肿胀可能消失，会出现因韧带松弛导致的踝关节不稳、反复扭伤。

诊断要点如下。

1. 患者有明显的外伤病史。

2. 患者踝关节周围疼痛。

3. 患者轻/中度扭伤时，踝关节部位肿胀较轻，存在压痛点，活动脚踝时疼痛加重。

4. 患者重度扭伤时，疼痛较剧烈、肿胀严重，伴有明显的皮下瘀斑，无法负重甚至无法行走。

5. 医者通过查体方法如前抽屉试验、侧方应力试验、外翻应力试验等可明确患者内外侧韧带有无损伤。

6. X 线检查可见患者踝关节间隙明显不等宽或距骨脱位的征象，提示韧带完全断裂，医者应注意排除骨折等情况。

【治疗】

1. 医者根据患者就诊时间与具体病情，利用按时取穴或定时取穴的方法，选取患者的相应穴位，运用点按法或揉按法开穴。

2. 医者点按患者列缺、腰痛点、足三里、申脉、照海、然谷、太溪、昆仑等穴位，以舒筋活络、行气止痛。

3. 顺经调理法

医者循患者足阳明胃经、足少阳胆经走行，运用推散法，自患者大腿外侧臀中肌起沿髂胫束向膝关节处推按，缓解患者下肢肌群紧张、痉挛，缓解患者踝关节疼痛。

4. 调筋正骨

（1）新发踝关节外侧韧带扭伤

1）患者侧卧位，伤肢在上，医者助手用双手握住患者伤侧小腿下端，固定肢体，医者用双手对拿住患者患足，医者双手拇指按住患者外侧伤处，环转摇晃患者踝关节后，用力将患者足跖屈并内翻位拔伸，后将患足外翻。

2）患者正坐位。医者坐在其对面，一手由外侧握住患足足跟部，医者拇指按压于患者伤处，另一手握住患足跖部，医者做踝关节环转摇法，在拔伸状态下将患足跖屈后背伸。

（2）新发踝关节内侧韧带损伤

1）患者侧卧位，伤肢在下，医者助手双手握住患者伤侧小腿下端，固定肢体，医者双手相对拿住患者患足，两手拇指按住患者内侧伤处，环转摇晃患者踝关节后，用力将患者足外翻位拔伸，然后将患足内翻。

2）患者正坐位。医者坐在其对面，一手由内侧握住患足足跟部，拇指按压于患者伤处，另一手握住患足跖部，做踝关节环转摇法，医者在拔伸状态下将患足内翻后背伸。

医者整复患者错位的骨盆，可恢复患者下肢肌力平衡，缓解患者下肢肌肉痉挛。

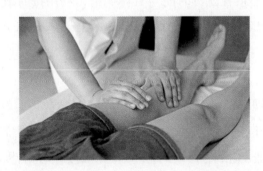

图 5-11　踝关节扭伤足阳明胃经、足少阳胆经推散法

【注意事项】

1. 踝关节韧带损伤轻者，医者可用绷带或胶布将患者踝关节固定于韧带松弛位，即外侧副韧带损伤医者将患足外翻位固定，患者内侧

副韧带损伤医者将患足内翻位固定。韧带撕裂严重者，医者也可采用石膏托按上述方法固定之，约3周拆除外固定即可。

2. 患者外固定期间，应练习足趾的屈伸活动和小腿肌肉收缩活动。患者拆除外固定后，要逐渐练习踝关节的内翻、外翻及跖屈、背伸活动，以预防粘连、恢复踝关节的功能。

3. 患者应注意踝部保暖，避免重复扭伤，踝关节扭伤急性期不建议患者选择活血化瘀药。

4. 患者康复所需时间取决于扭伤的严重程度。大多数患者踝关节扭伤需数周时间痊愈，而重度扭伤患者可能需要数月时间恢复。

第三节

脊柱相关性疾病

一、寰枢关节半脱位

【概述】

寰枢关节半脱位是指患者寰椎、枢椎在外因或内因作用下发生相对位移（如旋转、侧偏、前倾、后仰），导致患者关节正常空间结构之间的关系发生改变，从而引起一系列的体征及症状。

【病因病理】

患者寰枢关节由于周围缺乏较发达的肌肉与韧带，其空间结构之间的稳定性相对较差，附着于关节的十字韧带、翼状韧带又极易因剧烈运动、外部打击、不良姿势而损伤，从而改变寰枢关节空间结构及颈项部前后肌群的平衡状态，导致患者颈部整体的动静力失衡，又伴随着人类脊柱出现生理性退变，如颈椎小关节紊乱、颈椎曲度变直、骨质增生及颈部软组织变性等，进一步损伤患者的颈神经和椎旁动脉，加重其临床症状。

【临床表现与诊断】

患者可伴有严重眩晕、头部疼痛、活动受限，甚至瘫痪等症状。

1. 患者一般有外伤病史（非单一颈部外伤史），受伤后出现颈部局部软组织酸胀不适、颈椎旋转屈伸时伴有牵涉痛、颈椎活动度减小等，甚者颈项肌群僵硬、疼痛难忍、活动明显受限等。

2. 患者颈椎无自觉性偏向一侧，左右旋转不对称，起身或站立有失稳感觉。

3. 患者神经损伤区域出现明显软组织压痛、咽喉有异物感、吞咽动作困难等；甚者脊髓神经受到压迫，产生相应的临床症状及体征。

4. 患者经 X 线检查发现，侧位片可见寰齿间隙改变（正常为 2 ~ 3mm），患者寰椎后弓和枢椎以下各椎体棘突根部不对称、连续性中断，咽后壁软组织增宽（正常不超过 0.5cm）。患者寰齿开口位可见寰椎轴线与齿突轴线分离，两侧关节突的关节间隙不等，关节面不平行。

【治疗】

1. 医者根据患者就诊时间与具体病情，利用按时取穴或定时取穴的方法，选取相应穴位，运用点按法或揉按法开穴。

2. 医者点按患者风府、风池（双侧）、翳风、颈百劳等穴位，以疏通经络、行气活血。

3. 顺筋松解法

患者端坐位，医者站于患者身后，一手扶按于患者额部，另一手拇指与其余四指相对分开，捏拿按摩患者斜方肌、头夹肌、颈夹肌，反复数次，以缓解患者项部肌肉痉挛。医者以指尖、指腹或手掌置于患者颈部肌肉，按照患者肌纤维走向按压，反复数次。

4. 顺骨整复法

医者将两拇指指腹分别按压于患者上颈段棘突旁、自上而下进行触按，比较患者两侧的肌肉张力变化或压痛程度，借以判断患者是否存在颈椎的病理性棘突偏歪（排除先天性棘突畸形）。

5. 单人旋转复位法（图5-12）

以患者颈1横突偏右为例，患者取坐位，颈部前屈35°，左偏35°，右侧旋转45°，医者站于患者背后，左手拇指触到患者偏移横突固定之，余四指置于患者右侧头枕部或颞部，医者右手扶持患者左面部，在医者右手向上方旋转的瞬间，左手拇指将患者横突轻推向患者左侧，常听到"咯嗒"一声，医者拇指下有轻度移动感，触之平复或改善，手法告毕。

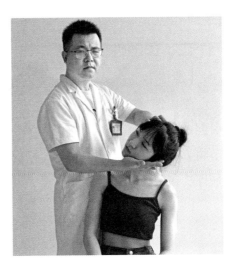

图5-12 寰枢关节半脱位单人旋转复位法

【注意事项】

1. 寰枢关节半脱位患者治疗疗程一般需要2～4周，且鉴于患者寰枢关节半脱位症状、体征与常规颈椎病相似，故在临床上医者需借助X线片辅助诊断，且在患者症状明显改善或者疗程结束后同样需要复查X线，进一步评估疗效和预后。

2. 医者进行寰枢关节复位操作需结合寰枢关节生物力学特性，复位手法应避免斜扳、高位提端旋转等操作手法，同时医者在操作过程中需要施力轻巧、角度合适，避免施力过大和关节角度欠佳，造成二次损伤，加重患者的临床症状；初学者更需要注意手法复位是否成功，不能一味追求"咯嗒"等响声，需要以治疗前后患者症状是否改善和治疗前后触诊改变为主，医者必要时可借助影像学检查。

3. 医者通过手法可以较为快速地纠正患者的寰枢关节半脱位，但由于患者自身组织结构稳定性较差和肌肉记忆特性导致的力学失衡，患者寰枢关节半脱位易于反复，故患者在临床治疗中需配合颈部肌群锻炼，加强关节自身稳定性，且相应的神经功能恢复需要较长的一段时间。

二、颈源性偏头痛

【概述】

颈源性偏头痛是由患者颈椎或颈部软组织的器质性或功能性病损引起的，以患者慢性、单侧头部疼痛为主要表现的综合征。但对于本节将要讨论的颈源性偏头痛，属于脊源性疾病的一种，且与常见的功能性头痛有根本上的不同，患者头部疼痛与颈椎结构变化紧密相关。

【病因病理】

研究发现，患者颈椎生理结构的改变，大多数会导致颅内外血管收缩和舒张功能障碍，进而刺激颅内外敏感的结构，如静脉窦、大脑基底动脉、颈神经分支及颅神经等，引起患者头部不同痛感。患者颈椎引起头痛的主要原因有以下方面。

1. 患者颈项部肌群持续性异常收缩或者处于痉挛状态，直接导致颈项部肌群动力失衡，局部组织处于失代偿期而产生疼痛。临床上引起患者肌群收缩功能障碍的原因有：①患者长期处于较大社会压力之中，抑郁、焦躁、多虑等情志变化常在潜意识中使患者处于神经紧张状态，难以给予身心足够的松弛与放松。②随着社会技术革新及生产模式的改变，人群生活习惯改变，如缺乏运动、不良的工作姿势等会使患者颈肩部肌肉慢性劳损，导致软组织中血流动力学及代谢机制发生变化，从而使肌肉长期处于缺血状态，同时伴随着刺激性代谢产物堆积，而引起疼痛。③在对患者进行脊柱整体观念诊治及临床诊治中发现，患者颈项部肌群力学失衡、局部疼痛的根源并不在于脊柱颈段，患者的高位胸椎关节紊乱、脊柱基底部——骨盆失衡也会引起颈段相关症状，也就是说，患者的部分上颈段症状其实是一种继发症状。④患者颈椎退行性变，如增生、颈椎曲度变直、颈段侧弯等，颈椎空间结构的改变直接导致其附着肌肉力学变化等。

2. 患者颈椎的生理活动度与结构特性决定其椎间关节以及软组织代偿期或失代偿期，都会导致患者单侧或者双侧关节突关节、钩椎关节等发生相对位移，而这种空间结构紊乱就会造成患者颈神经根异位压迫或产生疼痛刺激、关节突之间的关节囊及关节面慢性病变产生疼痛刺激等，引起患者颈项部肌群异常收缩、痉挛。

3. 患者椎体双侧关节面力学传导改变、颈椎间盘变性、周围韧带及肌群退行性变或椎体自身病变都会加重神经压迫，改变其化学环境，从而刺激神经根。

4. 患者颈椎整体结构改变，如生理曲度消失、矢状位侧弯、椎体小角度旋转移位、骨质增生等，牵拉或压迫相应的椎旁动脉，导致椎 - 基底动脉系统供血不足，导致颅脑症状发生。

【临床表现与诊断】

1. 患者颈性偏头痛一般位于双颞侧、头顶、枕部及枕下部，常常向同侧的前额或眼球周围放射。颈性头痛发作时，患者自觉压迫、麻木、紧缚感；患者疼痛性质一般为牵涉痛、局部刺痛、钝痛或者胀痛，头痛发作可为间歇性或者持续性疼痛；症状严重者，可伴有单侧或双侧上肢感觉异常及功能障碍；患者颈椎活动度明显受限，且颈部活动可加重上述症状，迫使患者保持特定体位。

2. 医者在临床诊疗中，对颈性偏头痛患者进行颈椎触诊十分重要，颈性偏头痛发作期，患者体位固定，处于"舒适位"，但并不适合医者进行常规影像学检查，所以医者触诊的准确性对早期治疗方案的制订至关重要；但在患者疼痛减轻后，医者仍需完善相关影像学检查，辅助及明确患者头痛的原因。

3. 医者借助影像学检查，可发现患者颈椎主要改变为生理曲度变直或反弓，可见椎体前后缘连续性中断，上下椎体发生相对位移，出现双边双突征，椎间隙变窄、椎体不同程度增生（部分老年患者可见骨桥）、颈椎侧弯等。

【治疗】

1. 医者根据患者就诊时间与具体病情，利用按时取穴或定时取穴的方法，选取患者相应穴位，运用点按法或揉按法开穴。

2. 医者点按患者风池、风府、翳风、太阳、角孙等穴位。

3. 远近调理法（图 5-13）

医者松解患者枕下肌群、斜角肌、肩胛提肌等，对患者肌群压痛点行点按法，医者以拇指指端为接触面，垂直于患者肌肉走向，持续点按 15～20 秒，如此 3 遍后，对患者颈椎前后紧张肌群行分筋理筋手法，医者以拇指指腹为接触面，沿患者肌肉起止点由浅入深、由轻至重地进行分筋理筋 3～5 遍。

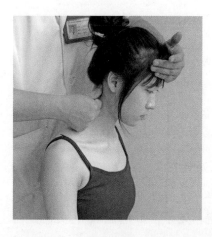

图 5-13　颈性偏头痛远近调理法

4. 顺骨整复法

以患者第四颈椎椎体横突偏右为例，患者头部前屈 45°，侧屈 30°，向右旋转 40°～45°，医者左手拇指推按患椎横突，右手托患者下颌，医者双手相对用力，将患者下颌继续向右上方提拉，达患椎极限位置时，医者瞬时增加一个较小的力，拇指下可有横突滑动感，可闻及"咯嗒"声响，复位操作完毕。

【注意事项】

1. 颈性偏头痛患者，症状反复且持续时间较长，医者在临床治疗过程中需根据患者自身条件进行整体评估和把握；患者的颈椎退行性变或结构紊乱都需要较长时间的治疗和维护，虽然通过医者的数次治疗患者症状减轻或者消失，但要透过现象看本质，医者的治疗只是使患者机体代偿机制恢复，并未从根本上解决问题，只有恢复患者颈椎正常生物力学关系及定期维护颈椎才可以真正解决颈性偏头痛。

2. 医者在手法治疗过程中，需要时刻注意患者表情及感受指下软组织的"表达"，避免加重患者头痛症状或对患者颈椎造成医源性损伤；医者应考虑到颈椎结构特性，在治疗过程中不必追求有力的手法和完美的角度复位指标，需在时间和治疗量积累下，稳、准、有效地恢复患者颈椎原有的生物力学，解除患者症状，帮助患者重新走向健康生活。

3. "三分治、七分养"，医者通过手法等治疗方式可纠正患者原有的生物力学关系，恢复患者周围组织代偿机制，即可快速、有效地解除颈源性症状；但疗效的持续和稳固并不像治疗内科疾病一样，借助中西药物治疗可以长期巩固；医者需要对患者进行科学宣教，指导患者积极进行颈椎功能锻炼。

三、颈肩综合征

【概述】

颈肩综合征主要是以患者颈椎小关节紊乱导致颈肩部至臂肘的肌群、筋膜产生疼痛、酸胀、麻木或乏力感，以及肩肘关节功能障碍等为临床表现的病症。本病为中老年人常见的慢性疾病，有发病缓慢、发病率较高、病程较长等特点。一般认为是由于患者颈肩部长期慢性劳损或颈椎退行性改变引起的颈肩综合征，其中患者颈椎退行性变为主要原因，如颈椎骨质增生、椎间隙变窄、周围软组织充血水肿、软组织产生无菌性炎症，引起患者颈肩背部的肌群动力失衡及微循环改变；甚者可出现单侧或双侧的肢体麻木、功能障碍，或伴有头晕、头痛、耳鸣等症状。

【病因病理】

人在正常活动时都会产生重心的位移，因此脊柱各节段都会出现力矩的变动。患者的上肢通过菱形肌、斜方肌、斜角肌、肩胛提肌等与躯干相连接，上肢重量依托于颈胸节段，当上肢进行日常活动时，应力通过上述机制传导至颈项部及肩背部，使患者相应部位的软组织发生慢性劳损；同时伴随着患者肩关节退行性改变，附着其上的肌腱及韧带的弹性及张力减退，导致关节稳定性下降，极易在应力传导过程中受到损伤；部分专家认为，颈肩综合征发生的三大原因为肌肉筋膜损伤、关节退行性改变和颈神经卡压。在此主要讨论颈椎小关节紊乱导致的颈脊神经后支卡压、牵拉而产生的相应症状与体征。

【临床表现与诊断】

1. 患者以肩背部疼痛为主，部分患者可有上肢放射性酸胀麻痛或肘关节局部疼痛不适，甚至出现上肢肌力下降或肘关节屈伸不利等症状；患者颈椎及肩关节活动受限，且颈肩关节活动时可加重周围软组织疼痛；患者夜间睡觉姿势受限，夜间侧卧可能会加重疼痛症状。

2. 医者在临床实践中发现颈肩综合征患者 C5～C7 旁常有压痛，并向肩背部放射。患者颈部活动及肩关节活动障碍，医者进行肩关节正常生理范围活动时，可伴有牵拉疼痛或症状加重，且部分患者仅表现为颈部酸胀、疼痛，但肩关节后伸动作受限而不知。且随着患者年龄增长，关节退行性变，肩关节活动度减小，严重者伴有肩背部肌群萎缩、肌力下降、肩关节不能上举。患者的肩胛提肌止点处的肩胛角、斜方肌肌腱、冈上肌肩胛附着点可触及条索状改变及压痛；患者的臂丛神经牵拉试验呈阳性。

3. 影像学检查

患者 X 线片可见 C5 ~ C7 颈椎钩椎关节增生、颈椎曲度变化，椎体可出现阶梯状改变或双边双突征，颈胸交界处可见椎体相对位移，肩关节骨质增生或骨质疏松及关节间隙可有改变。

【治疗】

1. 医者根据患者就诊时间与具体病情，利用按时取穴或定时取穴的方法，选取患者相应穴位，运用点按法或揉按法开穴。

2. 医者点按患者风池、风府、颈根（奇穴）、天宗、手背外（奇穴）、颈百劳等穴位，以疏通经络、行气活血，缓解患者颈肩部肌肉痉挛。

3. 远近调理法

患者端坐位，医者站立于患者患侧，用拇指指端或食指指间关节，自患者手背外（奇穴），沿上臂肌群肌纤维走向点按至患者肩井，点按 2 ~ 3 遍。医者运用指端弹拨患者肩胛提肌、三角肌、肱二头肌附着点；然后运用理顺法，即用指尖或手掌于患者局部纤维走向按压。最后运用拿筋法治疗患者斜方肌（图 5-14）：医者拇指与四指构成钳形，于患者斜方肌上缘进行提拿，形如拿物，反复操作数次。

4. 顺骨整复法

肩关节松解手法操作完毕后，医者对患者患侧肩关节行轻力度手法拉伸及对抗训练。医者最后触诊患者偏移的颈椎小关节，运用角度复位法或侧旋提推法进行关节整复。

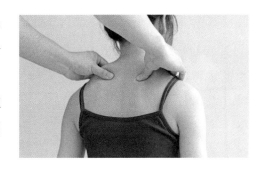

图 5-14　颈肩综合征斜方肌拿筋法

【注意事项】

脊柱相关疾病学中，颈肩综合征的主要病因归结于患者颈椎退行性病变及椎间关节紊乱导致颈肩动静力失衡，随着时间推移和慢性损伤积累，症状在患者"掉以轻心"的情况下慢慢表现出来；当患者症状表现出来且就医时，医者应该全面诊察，借助影像学手段，明确诊断；颈肩综合征患者主要病因归结于颈椎，同时医者也要对患者的肩关节进行评估，由于患者年龄为 40～50 岁，医者容易误诊为单纯的肩周炎，医者在运用韦氏手法治疗患者颈肩综合征的过程中，应避免过度施力及采用暴力性手法，造成患者肩关节损伤；嘱患者坚持自我功能锻炼，避免症状反复。

四、胸椎小关节紊乱症

【概述】

胸椎小关节紊乱症又称为胸椎小关节错位，在中医属于"筋出槽，骨错缝"的范畴；胸段脊柱因其椎体的固有特征及胸廓和周围组织的加固保护作用，因此发生紊乱的概率较小，但由于胸椎周围的软组织比较薄弱，患者长时间伏案或保持单一姿势，特别是运动员，需长期进行某一个训练动作使脊柱的韧带过度疲劳而变得松弛、椎体间的活动度增大，可使患者脊柱小关节偏离正常位置而造成错位，从而引起临床症状。由于患者的错位只发生在脊柱关节面之间，所以通常情况下 X 线检查结果无法显示紊乱情况，因此临床上医者容易忽视，从而引起患者错位关节周围软组织无菌性炎症，甚至出现肋间神经或胸脊神经受到压迫而引起相应的临床症状。近年来，随着电脑的不断普及，人们工作及生活方式的改变，胸椎小关节紊乱将逐渐成为现代生活中常见的疾病之一，并且将给患者及社会带来巨大的负担和压力。

【病因病理】

胸椎的解剖特点从理论上讲比较稳定，并且活动度小，一般不易引起损伤。但由于患者胸椎周围的软组织比较薄弱，长时间伏案或保持单一姿势，特别是对于运动员，需长期进行某一个训练动作，使患者脊柱的韧带过度疲劳而变得松弛、椎体间的活动度增大，可使患者脊柱小关节偏离正常位置造成错位或滑膜嵌顿，破坏脊柱的力学平衡和脊柱运动的协调性，从而引起临床症状。

此外，各种损伤因子不仅可导致患者小关节粘连从而影响其功能，也可刺激患者的感觉神经末梢，从而引起疼痛并反射性地引起肌肉痉挛，进而导致关节解剖位置的改变，发生交锁或扭转，出现相应的临床症状。当患者躯干活动时，胸椎过度旋转，胸部的椎间关节可发生快速大幅度旋转，在回位过程中，关节囊特别是滑膜层在其对应的关节面中受到嵌顿，从而引起周围软组织的炎性物质渗出、水肿、出血以致钙化。患者的胸交感神经纤维随相应脊神经穿过椎间孔，椎旁交感神经节附着于肋骨小头附近。患者的脊神经根与交感神经一方面受到椎间孔骨性狭窄的刺激与压迫，另一方面也受到周围软组织创伤性炎症刺激或组织肿胀、粘连、深筋膜的牵拉受压，从而导致患者的脊神经和交感神经出现继发性病变，产生临床症状。

【临床表现与诊断】

急性期患者临床多表现为：①患者单侧或双侧背肌疼痛、肌肉痉挛、功能受限，常沿肋间神经放射痛，心前区疼痛。②患者胸椎活动范围变小，不敢深呼吸，咳嗽伴有肋间神经痛或胸壁窜痛。③患者检查可见患侧棘突有明显压痛、叩击痛和椎旁压痛；患者的棘突偏离中轴线、隆起或凹陷；患者受损椎旁软组织可有触痛，医者可触及痛性结节或条索状物。④患者经 X 线检查可见棘突侧偏或胸椎小关节错位，余无明显异常征象。慢性期患者表现为胸闷、胸痛、背痛或以心前区压迫感为主。

【治疗】

1. 医者根据患者就诊时间与具体病情，利用按时取穴或定时取穴的方法，选取患者相应穴位，运用点按法或揉按法开穴。

2. 医者点按患者风池、肩井、天宗、上胸（奇穴）、中胸（奇穴）、下胸（奇穴）等穴位，以舒经通络、理气止痛。

3. 顺筋松解法

医者自患者颈部风池起，沿足太阳膀胱经循行，向肾俞方向点按（图5-15），反复3遍，缓解患者胸背部肌群紧张。医者五指并拢，以掌根用力，作用于患者胸椎两边的大小菱形肌、下斜方肌，垂直用力，并向周围做直线推动，反复数次。

4. 顺骨整复法

以患者第五、第六胸椎棘突轻度移位为例，医者触诊可发现患者棘突间隙增宽、压痛明显。患者端坐位，双手交叉置于颈项部，医者双手自患者两手下穿出，握于其腋下，嘱患者略后仰，后枕部靠在医者的后肩上，背靠医者右膝前，医者右足踏在双联椅或踏在侧方的单凳上，右膝屈曲顶住患椎棘突。嘱患者均匀呼吸，待患者呼气时，医者双手用力往后上提拉，右膝同时往上顶推，此时可听到"咯嗒"声，手法告毕。

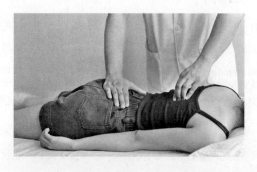

图 5-15　胸椎小关节足太阳膀胱经点按法

【注意事项】

从患者发病的角度看，患者的胸椎动静力平衡失调，是胸椎小关节紊乱发病的关键，医者若能深入探讨各项治疗方法对恢复患者背部动态平衡的影响，解决诱发该病的最根本原因，对提高疗效将具有深远意义。

五、腰椎小关节滑膜嵌顿症

【概述】

腰椎小关节滑膜嵌顿症亦称"腰椎后关节紊乱症"，被归为急性腰扭伤范畴，指患者腰椎关节突关节发生微小错动，导致腰部、腰骶部突发剧烈疼痛、各向活动受限、腰肌僵硬、强迫体位等为主要表现的一种病症。患者多有轻度扭伤史或无明显外伤史，急性发病，腰部疼痛较剧烈，腰部活动明显受限，经过医者手法复位后症状立即缓解或明显减轻。

【病因病理】

腰椎小关节滑膜嵌顿症的发生，以患者腰 4 腰 5 或腰 5 骶 1 最多见，多在患者腰前屈及旋转的联合动作或在不经意的动作时出现，如弯腰漱口、拖地板、洗碗等时候。当患者无准备地弯腰旋转前屈或突发闪挫时，关节突关节的间隙会张开，产生的负压会把滑膜吸入；当患者挺直腰部时，滑膜未能及时退出而嵌顿在关节间隙中，关节突关节的挤压和刺激会导致滑膜受损，引起疼痛，而滑膜受损后会充血、水肿，加重挤压与刺激。患者的腰部滑膜受损后，会分泌炎性因子，刺激神经纤维引起持续性疼痛，并出现肌肉僵硬。

【临床表现与诊断】

1. 患者多有腰部扭伤、闪腰或弯腰后立即直腰的病史。患者伤后腰部立即出现难以忍受的剧烈疼痛，表情痛苦，不敢活动，特别惧怕他人的任何搬动，甚至轻轻移动下肢或轻整床褥都可能引起无法忍受的疼痛。

2. 患者腰部呈僵直屈曲位，后伸活动明显受限，一般无神经根刺激体征。医者触诊患者患椎棘突无偏斜，棘突间隙无变化，多在腰4腰5或腰5骶1棘突和椎旁有明显压痛。患者全部腰肌处于紧张状态，腰部的活动功能几乎完全丧失。患者多采取后突位，站立时髋关节、膝关节常取半屈位，两手扶膝以支撑。患者待嵌顿解除后，剧痛亦自行缓解或转为一般扭伤后的腰痛。

3. 患者X线片有时可显示后关节突排列不对称，或有腰椎后突和侧弯，椎间隙左右宽窄不等。

【治疗】

1. 医者根据患者就诊时间与具体病情，利用按时取穴或定时取穴的方法，选取患者相应穴位，运用点按法或揉按法开穴。

2. 医者点按患者腰上（奇穴）、腰下（奇穴）、髂前（奇穴）、委中等穴位，以行气止痛、舒筋活络。

3. 顺筋松解法

患者俯卧位，医者点按患者上腰（第2、3腰椎棘突间旁开2～3cm，共两穴），从轻到重按压或揉搓，反复操作；患者侧卧位，医者点按患者臀上皮神经体表投影（髂嵴中点直下3～4cm），点按2分钟。患者侧卧位，医者采用揉法、搓法等手法松解患者腰骶部肌肉组织，着重解除患者肌痉挛、紧张，医者沿患者臀上皮神经体表投影，自上而下采用理顺手法按压数遍，手法易缓慢渗透，力度不可过重，避免加重水肿。

4. 顺骨整复法（图5-16）

医者利用腰椎斜扳法纠正患者腰椎小关节错位，使患者被嵌顿卡压的滑膜回位，从根本上去除病因。

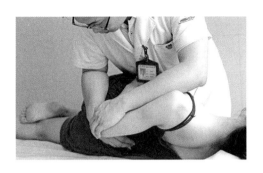

图 5-16　腰椎小关节滑膜嵌顿症腰椎斜扳法

【注意事项】

医者进行治疗时，以轻中度手法为主，避免患者长时间俯卧，患者急性期医者忌采用热敷及活血化瘀药物外涂。

六、腰椎间盘突出症

【概述】

腰椎间盘突出症是指患者腰椎间盘的纤维环退变及破损，使髓核组织向椎管内突出，压迫和刺激神经根或马尾神经所引起的一种综合征。本病在中老年人当中多见，好发于腰 4 腰 5 或腰 5 骶 1 等位置，多表现为患者下肢的疼痛或麻木，具有难根治、易反复发作的特点。

【病因病理】

腰椎间盘突出症的发生包括内因和外因。内因指患者椎间盘的退变，而外因则为外力的作用，是患者椎间盘突出的重要诱发因素。随着患者年龄增长，椎间盘开始出现退变，其弹性和抗负荷能力减弱，当反复受到挤压、屈曲和扭转等作用力，纤维环的后部产生裂隙，逐渐变得薄弱，在此基础上，患者的腰椎间盘受到外力的影响，髓核组织由纤维环软弱处或破裂处凸出，而突出物压迫神经根或马尾神经，引起疼痛。

【临床表现与诊断】

1. 轻者表现为由腰部至大腿及小腿后侧的放射性刺痛或麻木感，直达足底部，尚能耐受。重者则表现为由腰至足部的电击样剧痛，且多伴有麻木感。疼痛轻者虽仍可步行，但步态不稳，呈跛行；患者腰部多呈前倾状或以手扶腰，以缓解对坐骨神经的张应力。重者则需卧床休息，并喜采取屈髋、屈膝、侧卧位。凡会增加患者腹压的因素均会使放射痛加剧。由于患者屈颈可对硬膜囊进行牵拉使对脊神经的刺激加重（即屈颈试验），因此患者头颈多呈仰伸位。患者放射痛的肢体多为一侧性，仅极少数中央型或中央旁型髓核突出者表现为双下肢症状。

2. 患者具有腰痛、下肢痛症状，呈典型的腰骶神经根分布区域的疼痛，平卧后症状可缓解。

3. 按神经分布区域表现为患者肌肉萎缩、肌力减退、感觉异常和反射改变中的任意两种。

4. 患者直腿抬高试验或股神经牵拉试验阳性。

5. 患者经影像学提示为椎间隙改变或髓核突出刺激、压迫神经根或马尾神经。

【治疗】

1. 医者根据患者就诊时间与具体病情，利用按时取穴或定时取穴的方法，选取患者相应穴位，运用点按法或揉按法开穴。

2. 医者点按患者腰上（奇穴）、腰下（奇穴）、髂前（奇穴）、委中等穴位，以行气止痛、舒筋活络。

3. 顺筋松解法（图5-17）

医者采用按法、推法等手法松解患者腰背部肌肉组织，着重解除患者的肌痉挛、紧张，缓解肌肉疼痛。患者仰卧位，助手固定健肢；医者站立床沿，两手分别握稳患者患肢膝、踝处，使其保持伸直位，缓慢抬高患肢，牵拉患者的腘绳肌、梨状肌，医者松解、牵伸患者痉挛的下肢肌肉，牵开椎间盘突出物对神经根的压迫。

4. 顺骨整复法

医者运用腰椎斜扳法或旋转复位法纠正患者椎间小关节错位，改善突出物与神经根的关系，减轻压迫症状。

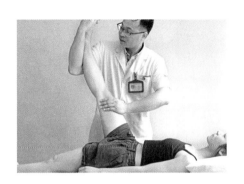

图 5-17　腰椎间盘突出症腘绳肌牵拉法

【注意事项】

对于处在急性期的患者，医者不可施用重手法，容易引起患者的软组织水肿，加剧患者疼痛，手法结束后患者以卧床休息为主，平时居家可适当行腰背肌锻炼。

七、腰椎管狭窄症

【概述】

退行性腰椎管狭窄症指患者因腰椎骨组织与软组织的退行性变，使中央椎管、侧隐窝、神经根管变狭窄，引起神经根、马尾神经受到压迫而出现的一系临床症状。

【病因病理】

患者有黄韧带肥厚、椎间关节突增生与肥大等症状是退行性腰椎管狭窄症的常见因素，椎管内有效容积的减小和压力增加，压迫马尾神经，引起神经根的炎症反应，诱发患者出现间歇性跛行、慢性腰痛、下肢疼痛等症状。

【临床表现与诊断】

1. 患者在临床上多表现为慢性腰痛、下肢痛、间歇性跛行等。当患者腰部呈过伸位时，久立或长时间行走、活动后症状加重；当患者腰椎屈曲，坐位、卧位或休息时症状减轻，跛行可因外界的刺激而中止。其体征缺乏特异性，主要体征有腰椎活动度下降、腰背局部棘突间及椎旁肌压痛和叩击痛阳性、下肢皮肤浅感觉异常、下肢肌力减退、直腿抬高试验及加强试验阴性等。

2. 患者既往有慢性腰痛史，部分患者有外伤史。

3. 患者长期反复性腰腿痛和间歇性跛行，腰痛在前屈时减轻、在后伸时加重，腿痛多为双侧，可交替出现，站立和行走时出现腰腿痛或麻木无力，疼痛和跛行逐渐加重，休息后缓解，严重者可出现尿频或排尿困难。

4. 患者下肢肌肉萎缩，腱反射减弱，腰部过伸试验阳性。

5. 患者经 CT 检查提示椎管矢状径小于 12mm。

【治疗】

1. 医者根据患者就诊时间与具体病情，利用按时取穴或定时取穴的方法，选取患者相应穴位，运用点按法或揉按法开穴。

2. 医者点按患者腰上（奇穴）、腰下（奇穴）、髂前（奇穴）、委中等穴位，以行气止痛、舒筋活络。

3. 顺脉推按法

医者自患者腰部肾俞起，沿足太阳膀胱经循行，向足跟方向点按，反复 3 遍，缓解患者腰背部及下肢肌群紧张；然后医者用揉法、按法、理法松解患者腰骶部软组织，促进炎症吸收与水肿消散。患者仰卧位，助手固定健肢，医者站立床沿，两手分别握稳患肢膝、踝处，使其保持伸直位，逐渐将患肢抬高，牵拉腘绳肌、梨状肌，使得其后纵韧带收紧，拉伸至患者下肢明显紧张后，保持 5 秒，后医者逐渐放松患肢，该拉伸方法一共做两组（图 5-18）。

4. 顺骨整复法

医者运用腰椎斜扳法纠正患者腰椎小关节错位，改善患者腰椎与骶骨的力学关系，减轻患者的水肿与压迫症状，增加患者椎管、侧隐窝、神经根管的可活动空间。

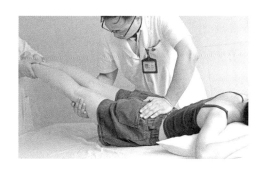

图 5-18　腰椎管狭窄症腰骶部松解法

【注意事项】

患者腰椎管狭窄的根本原因是因为活动空间变小，医者切忌暴力按压或施用重度手法，以免加重病情。

八、腰椎滑脱症

【概述】

退行性腰椎滑脱症指患者因腰椎退行性病变，引起损害节段的上段椎体向前或向后滑动、椎弓完整无崩裂，而出现腰痛和 / 或下肢神经根痛、间歇性跛行等临床表现的一种疾病。退变因素致腰椎滑脱者占大部分，好发于中老年人群，滑脱节段多为腰 4、腰 5 椎体，滑脱程度多为Ⅰ度，以向前滑脱多见，患者常合并腰椎管狭窄、骨质疏松症等疾病。

【病因病理】

1. 患者的发病原因包括先天性发育不全、退行性改变、病理性骨折、创伤甚至躯干缩短、走路时出现摇摆。

2. 患者的腰部、臀部或下肢疼痛，可有麻木、腰肌僵硬、腰椎活动受限；医者触诊患者腰椎后部有阶梯感，棘突压痛。

3. 患者的影像学检查提示腰部椎体相对下位椎体向前滑移，无峡部断裂。

4. 患者的腰椎平行滑移大于 2mm 或腰椎旋转角度大于 20°。

【临床表现与诊断】

该病多发于 40 岁以上有慢性腰痛病史的体力劳动者，部分患者有外伤史。患者多有腰骶部疼痛、下肢放射痛和麻木，少数可出现严重的尾骨疼痛；患者久坐后或站起时困难，伴有腰肌僵硬及活动受限；若患者的神经受压或合并腰椎管狭窄，则常出现间歇性跛行症状；而患者的马尾神经受累可出现下肢乏力、鞍区麻木及大小便功能障碍等症状。患者查体可见腰椎前凸增加，臀部后凸。病情较重的患者可能会出现腰部凹陷、腹部前凸。

【治疗】

1. 医者根据患者就诊时间与具体病情，利用按时取穴或定时取穴的方法，选取患者相应穴位，运用点按法或揉按法开穴。

2. 医者点按患者腰上（奇穴）、腰下（奇穴）、髂前（奇穴）、委中等穴位，以行气止痛、舒筋活络。

3. 顺脉推按法

医者自患者腰部肾俞起，沿足太阳膀胱经循行，向足跟方向点按，反复 3 遍，缓解患者腰背部及下肢肌群紧张。医者沿患者背部双侧华佗夹脊穴，自上而下点按，反复 3 遍。

4. 顺骨整复法

医者运用坐位旋转复位法（图 5-19），纠正患者腰椎小关节错位，改善腰椎与骶骨的力学关系，减轻水肿与压迫症状。患者取俯卧位，双手向头部方向伸直并抓紧按摩床，医者站立在床边，握住患者双侧脚踝向下肢方向持续牵拉 5 秒钟。

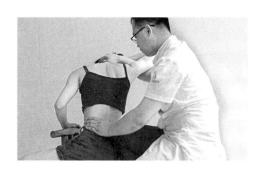

图 5-19　腰椎滑脱坐位旋转复位法

【注意事项】

患者腰椎及腰骶部失稳，医者切忌使用暴力手法，避免损伤患者神经导致病情加重。

九、骶髂关节错缝

【概述】

骶髂关节属于微动关节，骶骨以凹面紧密嵌入髂骨的凸面，这种结构特点起到了支撑人体躯干负重并将力传导至下肢的作用，且负重越大，骶髂关节接触越紧密。骶髂关节自身结构形态为其在承重较大时提供生物力学稳定，但外伤、暴力等可以通过轴向冲击破坏自锁系统，而使之发生微小移动，不能复位，且引起患者疼痛和功能障碍，称为骶髂关节错缝。

【病因病理】

患者骶髂关节由骶骨和髂骨耳状关节面互合而成，关节面凹凸不平，紧密相嵌，周围有坚强的韧带包裹，故关节比较坚固和稳定，非强大外力不易导致损伤。其病因多为直接暴力打击或间接暴力传导所致。比如患者单侧臀部着地时地面反作用力直接传导至骶髂关节，与自身向下的重力集中于骶髂关节而导致骶骨和髂骨发生相对移动而错缝。青春期后的女性、妊娠期和产后早期的妇女受激素水平的影响关节韧带松弛，骶髂关节活动度增加，稳定性随之下降，更容易因不正常体位上的扭转、牵拉、碰撞等导致错缝。

【临床表现与诊断】

1. 患者主诉多为腰骶部疼痛。因症状表现不同，多数患者未及时就医，或就医过程中未能得到恰当处理，可使其形成慢性的发病过程。患者下腰部疼痛，站立、行走或腰椎屈伸、旋转时带动骶髂关节可加重疼痛。

2. 进行检查时，患者患侧骶髂关节部有明显压痛，骶骨部有深叩痛。

3. 患者压骶提腿试验阳性。

4. 床边试验又称盖氏（Cense）试验

患者仰卧于床边，使患侧下肢悬空，健侧膝髋屈曲并由患者两手抱住。医者一手按压患者健侧膝部以固定患者骨盆，另一手按压患者悬于床沿的大腿，使其过度后伸，骶髂关节出现疼痛者为阳性。

5. 骨盆旋转试验

患者坐位，医者立于患者对面，医者两下肢紧夹患者的双膝稳定骨盆，医者两手分别扶住患者的两肩，将躯干左右旋转，若患者骶髂关节出现疼痛即为阳性，提示患者骶髂关节有病变。

6. 骶髂关节定位试验

患者仰卧位，医者右手抱住患者双膝关节后方，使髋关节屈曲至90°，嘱患者肌肉放松，小腿自然下垂放于医者右臂上，医者左手压住患者膝部，使患者骨盆紧贴床面，然后医者以双大腿为杠杆，将患者骨盆向左和向右挤压。患者一侧受挤压，对侧被拉开。若患者骶髂关节损伤，向患侧挤压时疼痛减轻，而向对侧挤压时因患侧被拉开而疼痛剧烈。

7. X线检查

骶髂关节半脱位者，两侧骶髂关节正位片对比并无明显变异，但斜位片可显示患侧关节面排列紊乱，关节间隙比健侧加宽。慢性患者常有关节炎性改变，即骨质密度加大、关节间隙模糊或骨质增生等。

【治疗】

1. 医者根据患者就诊时间与具体病情，利用按时取穴或定时取穴的方法，选取患者相应穴位，运用点按法或揉按法开穴。

2. 医者点按腰下（奇穴）、髂前（奇穴）、小肠俞、膀胱俞、秩边、委中等穴位，以活血化瘀、行气止痛。

3. 顺经调理法

医者自患者腰部肾俞起，沿足太阳膀胱经循行，向足跟方向点按，反复3遍，缓解患者腰背部及下肢肌群紧张。沿患者背部双侧华佗夹脊穴，自上而下点按，反复3遍。

4. 顺骨整复法

医者用揉法、按法、理法松解患者腰骶部软组织，促进炎症吸收与水肿消散。然后触诊患者骶髂关节，明确错位方向，医者运用单髋过伸/过屈复位法整复患者关节（图5-20）。

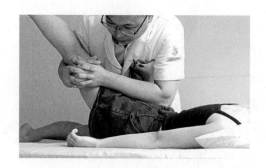

图 5-20　骶髂关节错缝单髋过伸复位法

【注意事项】

患者的骶髂关节错缝后，卡压局部神经，引起疼痛、水肿等一系列反应，医者在患者急性期应避免热敷及过多局部按压，以免导致病情加重。

十、尾骨痛

【概述】

尾骨痛指各种原因引起患者尾骨、骶骨下端及其周围组织疼痛的综合征。常见为患者跌倒时臀部着地直接暴力造成尾骨闭合性损伤，预后一般良好。部分女性分娩后亦可发生尾骨痛。

【病因病机】

本病多为直接暴力所致，如高处坠落、滑倒或坐空致臀着地，造成患者骶尾部的软组织挫伤（尾骨周围韧带）或尾骨骨膜损伤。患者骶尾部挫伤愈合后，部分患者留有骶尾痛。其原因被认为是由于患者骶尾部软组织损伤后，组织出血、水肿，尾骨周围的神经末梢受刺激，产生疼痛。而患者骨盆内肛提肌、尾骨肌、肛门括约肌痉挛牵拉尾骨，使骶尾关节长期处于向前屈曲的紧张状态，亦导致疼痛加重。患者长期坐位，压迫尾骨周围组织，致慢性尾骨部劳损亦可使之疼痛。

【临床表现与诊断】

1. 患者多有明显的摔倒后猛烈坐地或尾部受撞击的外伤史，受伤后立即感到骶尾部疼痛，坐硬凳时疼痛加剧，由坐位站起时疼痛明显。患者常采取半侧臀部坐位，行走时疼痛不会加剧。

2. 患者检查时局部多无明显肿胀，尾椎尖部、骶尾联合处压痛明显。医者对患者进行肛门指检可触及疼痛部位。

3. 患者 X 线片检查结果显示可排除骨折、脱位或骨肿瘤、骨结核等其他骨病。

【治疗】

1. 医者根据患者就诊时间与具体病情，利用按时取穴或定时取穴的方法，选取患者相应穴位，运用点按法或揉按法开穴。

2. 医者点按患者命门、肾俞、腰阳关、八髎、长强等穴位，以活血化瘀、行气止痛。

3. 顺经调理法

医者自患者腰部肾俞起，沿足太阳膀胱经循行，点按至承扶（图5-21），反复 3 遍，缓解患者腰背部及下肢肌群紧张。

4. 调筋正骨

医者用揉法、按法、理法松解患者腰骶部软组织。对有骨折移位者，医者在局部麻醉下通过肛门指诊行手法复位（采取上下滑动、加压，以使远折端还纳原位），3 天后再重复 1 次。

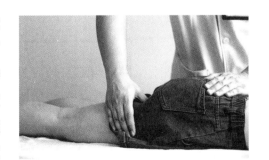

图 5-21　尾骨痛点按承扶

【注意事项】

患者应注意卧床姿势，可俯卧休息，配合中药熏洗治疗。

第四节

脏腑类疾病

一、胃脘痛

【概述】

胃脘痛是指患者两侧肋骨下缘连线以上至鸠尾的梯形部分出现疼痛症状。胃和十二指肠疾病是引起患者胃脘痛的常见原因，如慢性胃炎、胃及十二指肠球部溃疡等。但近年来的相关研究表明，患者的胸椎关节发生解剖位移后导致支配胃、十二指肠的自主神经功能失调，也可引起胃脘痛，并称之为脊源性胃脘痛。中医文献对胃脘痛无专门论述，多在"心痛""心腹痛""心胃痛"等内容中予以论述。西医学包括急慢性胃炎，胃、十二指肠溃疡，胃下垂，胃痉挛，胃神经官能症及部分胰腺、胆道疾病等以上腹部疼痛为主症者，均属中医胃脘痛之列。

【病因病理】

患者的脊神经通过狭窄的椎间孔时可受到压迫、牵拉等刺激，创伤性炎症反应对脊神经根可产生不良刺激，患者的椎体周围软组织肿胀、痉挛、粘连同样可造成交感神经的继发性损伤。

患者的交感神经与副交感神经两者相互拮抗，共同维持着胃的正常生理功能。交感神经主要是抑制胃的运动，减少胃酸分泌并传出痛觉；副交感神经主要是促进胃的运动，增加胃液的分泌。

当患者受到强大的旋转外力突然作用于胸椎时，可将胸椎相应的小关节向侧方扭开造成位移，此时相应的肋椎关节、肋横突关节发生移位；椎间孔发生变化；局部肌肉、韧带被牵扯而撕裂；引起充血、水肿和痉挛，产生无菌性炎症反应，导致患者的脊神经及交感神经被压迫或牵拉而出现继发性损伤。

患者的自主神经在上述因素的影响下出现功能紊乱：①交感神经兴奋 - 迷走神经抑制，患者的胃壁血管扩张，胃酸分泌减少，胃炎形成；②迷走神经兴奋 - 交感神经抑制，患者的胃壁血管收缩，组织缺氧，胃酸分泌增加，溃疡形成。自主神经功能紊乱可导致患者胃功能紊乱，出现胃脘部的不适或疼痛；迁延日久可进一步加重胃部组织的损害，使症状加重。

【临床表现】

患者的病史较长，初期常表现为间歇性胃脘部胀闷不适，食欲不振、恶心呕吐、疼痛程度一般较轻，多呈钝痛感，性状各异，但范围较大，伴有胸背酸胀疼痛不适、活动受限，常反复发作、久治难愈，日久可出现胃脘部饥饿样痛或灼痛感，并呈现出与进食有关的节律性疼痛，甚至可见吐血、黑便、卒腹痛等症。本病的发生与患者过度劳累、感受外邪、情绪波动、饮食失节以及气候的改变有关，多发生于成年，无性别差异。

【诊断】

1. 患者胃脘部痞满、疼痛，伴恶心呕吐、食欲不振、嗳气反酸。患者胃脘部可有局限性压痛，胸 5 ~ 胸 10 棘突偏歪、触痛、叩击痛（有时可出现沿肋间神经行走方向逆向疼痛），脊椎周围肌肉紧张或有筋节点，医者叩击患椎或筋节点，可反射性引起患者胃脘部症状加重或缓解（即出现舒适感）。

2. 胃镜检查

患者可见胃十二指肠炎性改变或溃疡性病变。

3. X 线检查

患者的胸椎正侧位片一般无明显的异常改变。个别患者可见胸 5 ~ 胸 9 单个或多个椎体骨赘形成。

4. 患者一般为经消化内科系统治疗效果不佳、症状反复者。

【治疗】

1. 医者根据患者就诊时间与具体病情，利用按时取穴或定时取穴的方法，选取患者相应穴位，运用点按法或揉按法开穴。医者可根据患者胃脘部疼痛的证型，按阴阳虚实辨证，常涉及患者的足阳明胃经、足太阴脾经、足厥阴肝经等。①虚则补其母：医者按揉患者解溪（胃位）、大都（脾位）等穴位，手法须轻柔绵长。②实则泻其子：医者按揉患者厉兑（胃位）、商丘（脾位）、行间（肝位）等穴位，手法可较重，动作轻快。

2. 医者用拇指分别点按患者中脘、天枢、足三里、气海等穴位。

3. 顺经调理法

医者用一指禅推法推按（剑突下至气海往返），并重点操作中脘（图 5-22）；医者沿患者脊柱两侧足太阳膀胱经走向，从大杼向下推按至三焦俞，每侧往返施术 4 ~ 5 遍。医者用拇指指腹或掌根沿患者胸 5 ~ 胸 9 脊柱两侧自上而下顺肌肉走行方向进行推按。①寒凝气滞型：医者摩擦患者左侧背部（胸 7 ~ 胸 12），擦至有热烫感为度。②饮食积滞型：医者双手拇指沿患者肋弓做分推法；一手大鱼际由上而下做推法。③肝郁气滞型：医者用五指指端自患者剑突下开始由上而下向两侧肋部做梳法；按揉章门、期门。④瘀血阻络型：医者重点点按患者脾俞、胃俞、三焦俞。⑤脾胃虚寒型：医者在患者胃脘部摩法时间适当延长，擦左侧背部，擦至有热烫感为度。

4. 调筋正骨

患者取矮端坐位，医者坐在患者的后面（其凳比患者的凳高约15cm），医者定位患者偏歪的胸椎棘突，令患者向后靠，偏歪的胸椎棘突位于医者的膝关节前内侧（偏右用右膝，偏左用左膝）。医者双手手指相互交叉置于患者上胸部，双上肢的前臂前部置于患者的肩部（三角肌处），双手徐徐用力向后下压，膝部亦慢慢向上、向前顶起，待患者呼气末，突用一刹那的爆发力，医者双手向下挤压而膝部向上、向前顶，常可听到"咯"的响声，复位若不完全可重做 1 到 2 次。

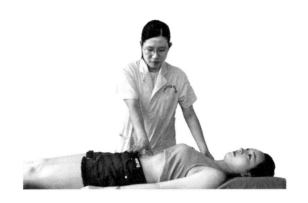

图 5-22　胃脘痛一指禅推按中脘

【注意事项】

胃脘痛患者，应少食多餐，注意饮食调节，生活要有规律，避免过度劳累，避免寒凉刺激以及禁烟酒、辛辣食品。胃肠功能紊乱严重者，医者应行手法治疗加药物调理。

二、腹泻

【概述】

腹泻是以患者大便次数增多、便质清稀甚至如水样或完谷不化为主要特征的病症，多伴有腹痛、肠鸣等症状。

急慢性腹泻主要病因为肠黏膜分泌旺盛，吸收障碍，肠管蠕动增强，使肠内容物在肠管内通过的速度加快，造成患者排便次数增加、大便稀薄或水样。造成患者腹泻的原因有很多，消化系统任何一个环节受影响均可导致本病的发生。脊柱内外平衡受损就是引起本病的原因之一，姑且我们可以称之为脊柱源性腹泻。

脊柱源性腹泻是一种肠易激综合征，属胃肠功能性疾病。其特征是患者对多种生理性和非生理性刺激的反应性增高（即胃肠动力异常和内脏感觉异常敏感，但理化检查无异常改变）。

【病因病理】

患者颈椎轻度位移，周围软组织痉挛或炎症刺激导致椎动脉或交感神经纤维受刺激发生血管痉挛，出现椎 - 基底动脉血流量减少，激发下丘脑缺血，边缘叶对内脏活动的调节通过下丘脑往下传递时发生障碍，产生胃肠蠕动和腺体分泌增加，可引起腹泻。并且由于患者夜间长时间的睡眠，极易引起脊椎生理曲度改变，加上清晨起床前后的颈部活动，从而加重了椎动脉的刺激或压迫，使体内血流量的分布发生了明显变化，从而加剧下丘脑缺血，患者出现比在其他时间更明显的清晨肠鸣音亢进、腹痛、腹胀、腹泻或下坠感。

患者的胸椎、腰椎关节错位使交感神经节前纤维受到压迫、牵拉或炎症物质的刺激，造成神经功能低下，肠壁细胞处于去神经的过敏状态，最终导致胃肠功能紊乱。

直接暴力或间接暴力造成患者腰椎后关节紊乱及骶髂关节错位，刺激肠系膜下丛、上腹上下丛的自主神经，使肠道的功能发生紊乱，影响对粪便中水分的吸收，从而导致腹泻。患者的腰骶及骶髂关节发生错位刺激骶丛，导致排便次数增多，患者常有肛门的坠胀感或便急感。

患者的脊柱椎体、小关节、局部炎症反应等最终通过神经系统、内分泌系统、免疫系统共同起作用。其病理反应有两个显著特点：其一，广泛性，常涉及患者的整个胃肠道；其二，高反应性，即去神经敏感性。去神经敏感性指的是自主效应器被去除神经后，它对化学物质的敏感性将越来越强。下丘脑是调节内脏神经的高级中枢，它与内脏的活动最为密切，边缘叶对内脏的活动调节，主要通过下丘脑往下传递，使患者的胃肠蠕动和腺体分泌增加。因此，下丘脑缺血引起内脏神经功能失调，患者的胃肠蠕动增强及腺体分泌过多时，可引起腹泻。

【临床表现】

1. 患者大便次数增多、粪便清稀甚至水样或完谷不化，多伴有腹部不适，肠鸣、轻度腹痛，或坠胀感，多见于左下腹，排便后症状得以缓解，无脓血便，且以晨起腹泻症状明显。常伴有自主神经功能紊乱的表现，如焦虑、紧张、失眠、心悸、手足心汗多以及血压低等。

2. 患者常有明显的头痛、头晕、颈项酸痛或肢体麻木以及胸、腰、背不适等脊柱症状。

【诊断】

1. 患者肠鸣、腹痛、腹泻，大便次数增多、质清稀水样或完谷不化，以晨起症状尤甚，常伴有自主神经功能紊乱表现及颈、胸、腰不适感。

2. 患者腹部多无阳性体征，有时医者可叩及条索状肠管，颈肌紧张，颈 3 ～颈 5 横突不对称，颈 3 ～颈 5 棘突偏歪、压痛，颈部活动受限。患者的胸 10 至腰 3 部位触诊可见棘突偏歪、椎旁压痛，以及阳性病理物的出现。

3. X 线检查

患者颈部曲线变直，或颈后缘连线中断、成角、反张，颈 3 ～颈 5 椎体呈双边征或双突征，椎间隙变窄，骨质增生。患者的颈 3 ～颈 4、颈 4 ～颈 5 椎间孔变形或变小；胸椎、腰椎关节紊乱、棘突偏歪，甚至出现脊柱侧弯、棘突间距异常等症状。

【治疗】

1. 医者根据患者就诊时间与具体病情，利用按时取穴或定时取穴的方法，选取患者相应穴位，运用点按法或揉按法开穴。

2. 医者点按患者足三里、气海、关元、肾俞、大肠俞、脾俞、胃俞及腰阳关等穴位。虚证医者可按揉患者曲池（大肠位）、解溪（胃位）、大都（脾位）、复溜（肾位）等穴位，实证则可按揉二间（大肠位）、厉兑（胃位）、行间（肝位）等穴位。

3. 顺经调理法

医者以拇指与其余四指对合沿患者斜方肌进行拿捏，运用肘揉法沿患者膀胱经第一侧线以及肌肉走向操作（图5-23），往返数遍；医者用拇指指腹或手掌掌根沿上述肌肉走向反复推按数遍，分拨理筋。

4. 调骨正筋

医者按患者肠胃生理蠕动走向用手掌揉按推顺。调理推顺结肠法：医者用掌根先在患者右侧升结肠起始处顺时针环揉数次，然后一边环揉一边顺患者升结肠走向向上走，再同样一边环揉一边顺患者横结肠、降结肠、乙状结肠走向推揉。患者面向椅背骑坐，两臂曲肘抱头，医者站于其健位后侧，与患者同侧手置于患椎健侧为"定点"，另一手经患者患侧腋下伸向对侧肩紧握其健侧上臂，令患者弓背低头，并放松腰背肌肉，医者轻轻地左右摇动患者上身2~3下，后向患侧旋至60°~70°时，两手同时用力做一闪动扳按。此时可闻及患者关节复位的弹响。

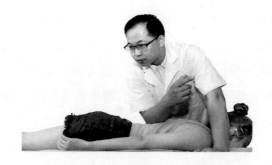

图 5-23　腹泻膀胱经第一侧线肘揉法

【注意事项】

患者需注意休息，适当加强腰背肌的功能锻炼，早晚各坚持5~10

分钟的腰部功能锻炼。注意饮食的规律性，避免暴饮暴食、食用辛辣刺激及生冷之品。

三、呕吐

【概述】

呕吐是因为患者胃失和降，胃气上逆，引起食物或痰液从胃中冲逆而出的一种病症。有声有物谓之呕，有物无声谓之吐，统称呕吐。其发病多与患者饮食失调有关。西医学中的神经性呕吐，以及胃肠炎、幽门梗阻、肝胆疾病等均可见呕吐。

【病因病机】

西医学认为呕吐受延髓呕吐中枢的控制。引起呕吐的原因很多，其中反射性呕吐最常见，其病因有胃肠炎、幽门梗阻、肝胆疾病、阑尾炎、急性中毒、剧烈咳嗽之后及咽部异物刺激等。其次，如脑血管疾病及内耳前庭障碍性疾病均伴呕吐。部分患者可因呕吐中枢兴奋阈值的降低而导致呕吐，称为神经性呕吐。

【临床表现与诊断】

1. 本病以呕吐为主要临床表现。患者呕吐前可有胃脘嘈杂、嗳气吞酸、恶心频作等先兆症状。呕吐物先为患者的胃内容物，或挟痰液，或带少量出血，终至呕吐黄绿色胃液。呕吐患者多伴有胃脘疼痛、胀满，吐后始觉轻松。部分患者可伴有头晕、汗出、面色苍白、脉缓等症状。严重呕吐者，可出现血压下降、脱水甚至食管贲门黏膜撕裂等表现。

2. 辨证分型

（1）外邪侵袭：患者外感风、寒、暑、湿、秽浊之气，直犯胃腑，以至胃失和降，水谷随邪气上逆，导致本病的发生，尤其以寒邪凝闭中阻，扰动胃肠多见。

（2）饮食不节：患者饮食过饱，或进食生冷、油腻、不洁食物，停积不化，伤及胃气，致宿食、痰浊上逆而发生呕吐。

（3）肝胃不和：患者郁怒忧思，情志不遂，肝失条达，气机不畅，肝气横逆犯胃，胃腑失于和降，胃气上逆，可引起呕吐。

（4）脾胃虚弱：患者脾胃素虚，禀赋不足；或劳倦内伤；或久病不愈，中阳不振；或饮食失调，损伤脾胃；或大汗、大痢之后，津液耗损，均可使脾胃虚弱，胃腑失养，升降无序，发为呕吐。脾胃素虚者，运化失司，痰饮中阻，胃气挟痰饮上逆，亦发本病。

【治疗】

1. 医者根据患者就诊时间与具体病情，利用按时取穴或定时取穴的方法，选取患者相应穴位，运用点按法或揉按法开穴。

2. 医者点按患者中脘、天枢、神阙、内关、足三里、脾俞、胃俞、膈俞等穴位。

3. 顺经调理法

医者用轻快的一指禅推法沿患者腹部任脉从上而下往返治疗（图5-24），重点在患者中脘，后沿背部两侧膀胱经往返操作 5~8 遍。辨证治疗：外邪犯胃，医者用掌揉法揉患者上腹部 2~3 分钟。医者运患者脘腹部，以胃腑有热感为度；饮食停滞，医者用掌揉法揉患者上腹部 2~3 分钟。医者用按揉法在患者足三里、丰隆、解溪等穴位处操作 3~5 分钟；肝胃不和，医者用手掌沿患者胸骨正中自上而下，以左右为序推梳至患者胁肋部，往返操作 15 分钟，并按压章门 1~2 分钟，按压肝俞 2~3 分钟；脾胃虚弱，医者用指揉法按揉患者关元、气海等穴位 1~2 分钟，用指揉法按揉三焦俞、脾俞、胃俞诸穴各 1~2 分钟。

4. 调骨正筋

医者用一指禅推法于患者任脉之上施术，疏通经络，降逆止呕，时间约 3 分钟。医者触摸患者偏歪的胸椎，运用膝顶复位法调整错位的节段。

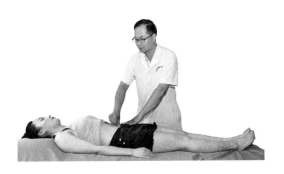

图 5-24　呕吐任脉一指禅推法

【注意事项】

呕吐为消化系统的常见症状，轻者仅是胃肠黏膜自我保护的一种生理功能，如咽喉部异物刺激等，重者可提示为某些凶险急症的预兆，如脑血管疾病、恶性肿瘤等。推拿治疗呕吐具有很好的效果，可单用推拿，也可配合针灸及药物治疗。一般在患者呕吐缓解后为确保疗效稳定，尚需坚持治疗 3～5 天，以巩固疗效，防止复发。患者应注意少食多餐，忌食生冷不洁及肥甘厚味，饮食以清淡易于消化为主，对于急腹症、消化道出血及脑水肿引起的呕吐，医者应根据病情迅速采取其他抢救措施，以防贻误病情。

四、便秘

【概述】

便秘是指患者大便秘结不通，排便时间延长，或虽有便意，而排便困难，临床可见于多种病症。本症主要由于患者大肠传导功能失常，粪便在肠内停留时间过久，水分被过量吸收而使粪质干燥、坚硬所致。

本症根据患者的临床表现，结合病因病机的不同，可分为实秘、虚秘两类。

【病因病机】

饮食入胃，经过脾胃运化，吸收其精微，所剩糟粕由大肠传送而出，成为粪便。如果患者的脾胃运化和大肠传导功能正常，则大便通畅，不致发生便秘；若肠胃受病，或其他原因影响肠胃功能时，则可发生便秘。

【临床表现与诊断】

患者一般为大便干燥，排便困难，经常三、五日或七、八日排便一次；或有的患者大便次数正常，但粪质干燥，坚硬难排；或少数患者，时有便意，大便并不干燥，但排出艰难。便秘日久，常可引发其他症状，部分患者，由于腑气不通、浊气不降，可引起腹胀，甚至腹痛、头晕头胀、食欲减退、睡眠不安等。患者长期便秘，可导致痔疮或肛裂。

1. 胃肠燥热

患者大便干结，小便短赤，面红身热或兼微热，口干，心烦，舌红、苔黄或黄燥，脉滑数。

2. 气机郁滞

患者大便秘结，欲便不得，嗳气频作，胁腹痞满，甚则腹中胀痛，纳食减少舌苔薄腻，脉弦。

3. 气血亏损

患者大便不畅，临便努挣，便后汗出，短气，便下并不干结，舌淡、苔薄，脉虚弱，为气虚便秘；患者大便秘结，面色少华，头晕目眩，心悸，唇舌淡、脉细，为血虚便秘。

4. 阴寒凝结

患者大便艰涩，难以排出，小便清长，四肢欠温，喜热恶寒或腹中冷痛，腰脊酸冷，舌淡、苔白，脉沉迟。

【治疗】

1. 医者根据患者就诊时间与具体病情，利用按时取穴或定时取穴的方法，选取患者相应穴位，运用点按法或揉按法开穴。

2. 医者点按患者肝俞、脾俞、肾俞、大肠俞、八髎等穴位。

3. 顺经调理法

医者以轻快的一指禅推法施于患者中脘、天枢、大横等穴位，每穴约 1 分钟；医者以掌摩法顺时针方向摩患者腹约 8 分钟。医者用轻快的一指禅推法或擦法沿患者脊柱两侧从肝俞、脾俞到八髎往返施术，时间约 5 分钟；医者用轻柔的按揉法在患者肾俞、大肠俞、八髎、长强等穴施术，每穴约 1 分钟。

4. 辨证治疗

患者胃肠燥热，医者按揉患者足三里、大肠俞、支沟、曲池等穴位，以酸胀为度，推足阳明胃经（图 5-25），从足三里向下推至下巨虚，3~5 分钟；患者气机郁滞，医者按揉患者胸胁部的中府、云门、膻中、章门、期门，背部的肺俞、肝俞、膈俞等穴位，横擦胸上部，以透热为度，斜擦两胁，以微有热感为度；患者气血亏损，医者横擦患者上胸部、左侧背部及骶部八髎，均以透热为度；医者按揉患者足三里、脾俞各 1 分钟，可配合捏脊 3 遍；患者阴寒凝结，医者横擦患者肩背部及腰部肾俞、命门及骶部八髎，均以透热为度，直擦背部督脉，以透热为度。

5. 调筋正骨

医者运用斜扳法整复患者错位的腰椎小关节，同时检查患者骨盆旋转情况，医者运用手法复位整复患者骶髂关节。

【注意事项】

便秘是由多种原因引起的，治疗必须审证求因。推拿

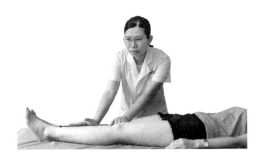

图 5-25 便秘足阳明胃经推法

对习惯性便秘是一种疗效卓著的治疗方法。医者同时要指导患者保持精神舒畅，进行适当的活动和配以食疗，如黑芝麻、胡桃肉、松子仁等份研细加蜜糖冲服，对阴血亏损的便秘颇有功效。自我推拿方法必须持之以恒，才能使大便日趋正常。

五、痛经

【概述】

妇女在经期及其前后，出现小腹或腰部疼痛，甚至痛及腰骶，每随月经周期而发，严重者可伴恶心呕吐、冷汗淋漓、手足厥冷甚至昏厥，给工作及生活带来影响。目前临床将其分为原发性痛经和继发性痛经两种。原发性痛经多指患者生殖器官无明显病变者，故又称功能性痛经，多见于青春期少女，未婚及已婚未育者。此种痛经在正常分娩后多可缓解或消失。继发性痛经则多因患者生殖器官有器质性病变所致。与脊柱相关的痛经主要是患者腰骶椎病变所致的盆交感神经受刺激引起的疼痛，在临床上尤以原发性痛经多见。

【病因病理】

患者由于外伤、劳损等致病因素，骶髂关节轻度移位或梨状肌受到牵拉或者受到炎症刺激，加之子宫颈峡部或子宫颈内口狭小，子宫位置过度前倾、前屈或后倾、后屈，经血排出受阻不畅，往往刺激产生反射性子宫收缩，收缩频率增加并节律紊乱，因此，患者在月经前期或者经行前后可引起子宫平滑肌及盆腔周围组织紧张度增高，子宫充血，子宫内膜螺旋动脉痉挛收缩，经血凝滞，外流受阻而产生痛经。

【临床表现】

1. 症状

痛经主要表现为妇女经期或行经前后，周期性发生下腹部疼痛，疼痛蔓延至腰骶背部，甚至涉及大腿及足部，常伴有全身症状，如乳房胀痛、肛门坠胀、胸闷烦躁、悲伤易怒、心悸失眠、头痛头晕、恶心呕吐等。

2. 体征

患者疼痛部位肌肉紧张、痉挛或僵硬，并有广泛的压痛点。患者脊柱生理弧度异常变化，或脊柱发生侧弯。患者肢体功能活动可有轻度或中度受限。

3. 临床检查

患者的 X 线检查结果可见脊柱生理弯曲有不同程度的改变。

【诊断】

1. 本病医者一般根据病史、症状、体征就能做出明确诊断，患者常有外伤史或慢性劳损史。

2. 患者有不适感，疼痛或酸胀，肌肉紧张，有广泛压痛点。

3. X 线检查

患者的脊柱正常生理弯曲有不同程度的变直或反张。

4. 辨证分型

（1）气滞血瘀型：患者经前或经期小腹胀痛，经行量少，淋漓不畅，经血色紫黯有块，块下疼痛减轻，胸胁乳房作胀，舌质紫黯，或有瘀斑，脉沉弦。

（2）寒湿凝滞型：患者经前或经期小腹冷痛或绞痛，疼痛拒按且得热痛减，经行量少，色黯有血块，畏寒便溏，苔润或者腻，脉沉紧。

（3）气血虚弱型：患者经期或经后小腹绵绵作痛，有下坠感，按之痛减，经量少，色淡，质清稀，面色苍白，精神倦怠，舌淡苔薄，脉虚细。

（4）肝肾亏虚型：患者经后 1～2 天小腹隐痛，腰部酸胀，经色黯淡，头晕耳鸣，舌质淡红，苔薄，脉沉细。

【治疗】

1. 医者根据患者就诊时间与具体病情，利用按时取穴或定时取穴的方法，选取患者相应穴位，运用点按法或揉按法开穴。

2. 医者点按肝俞、脾俞、肾俞、八髎、足三里、三阴交、气海、关元等穴位。

3. 顺经调理法

医者用一指禅推按患者 2~3 分钟，再于双侧三阴交、阴陵泉按揉 2~3 分钟；患者呈俯卧位，医者在患者骶尾部选取疼痛反应点，用一指禅推按 2~3 分钟，再用掌根轻轻叩击患者骶部 20~30 次。

4. 辨证治疗

（1）气滞血瘀型：患者取坐位，医者用一指禅推按患者肝俞、膈俞、章门、期门等穴位，然后再由后往前擦两胁。

（2）寒湿凝滞型：医者加施擦法于患者肾俞、八髎（图 5-26），再给予热敷治疗。

（3）气血虚弱型：医者对患者加施上腹部摩法 8 分钟，再用一指禅推揉中脘 2 分钟，最后直擦患者背后督脉和膀胱经。

（4）肝肾虚损型：医者对患者加施腰骶振法和擦法。

5. 调筋正骨

医者用摩法或揉法按顺时针或逆时针方向在患者小腹部进行治疗，约 10 分钟。医者采用腰骶旋转复位或斜扳法治疗患者腰椎小关节错位；医者运用单髋过伸 / 过屈法整复患者错位的骶髂关节。

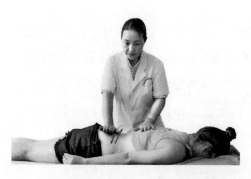

图 5-26　痛经肾俞、八髎擦法

【注意事项】

1. 患者经前、经期忌辛辣生冷之物。

2. 患者需注意保暖，防止受凉。

3. 患者需注意经期卫生，避免精神刺激，控制情绪。

4. 经期痛经，医者在患者腹部一般不做手法，八髎亦不用热敷，以防由此导致月经过多。

第五节

其他疾病

一、梅核气

【概述】

梅核气，是指患者因情志不遂，肝气瘀滞，痰气互结，停滞于咽部所致，以咽中有似梅核阻塞，咯之不出，咽之不下的疾病，时发时止为主要表现。现代医学称为咽异感症，该病多发于中青年，以女性居多。

【病因病理】

梅核气主要因患者情志不畅，肝气郁结，循经上逆，结于咽喉或乘脾犯胃，运化失司，津液不得输布，凝结成痰，痰气结于咽喉所致。

【临床表现与诊断】

1. 本病多见于中青年及女性患者，有长期低头伏案工作史，或从事头部活动较频繁的工作，或有头颈部外伤史。

2. 患者咽部有异常感觉，如痰黏感、蚁行感、灼热感、梗阻感、异物感等。

3. 患者有原因不明或检查无明显阳性体征、非进行性、反复性、可自行缓解的咽部异物感。

4. 患者鼻咽部和食管检查排除器质性、感染性或占位性病变。

5. 颈部触诊

患者颈部肌肉紧张，第 4 ~ 6 颈椎横突不对称，棘突偏歪，关节突隆起，压痛。患者的中后斜角肌有硬结、紧张、压痛感，颈部侧屈受限，前屈时背痛而转动时多无妨碍。

【治疗】

1. 医者根据患者就诊时间与具体病情，利用按时取穴或定时取穴的方法，选取患者相应穴位，运用点按法或揉按法开穴。

2. 医者点按患者行间、太冲，疏肝解郁；足三里、三阴交，养血护肝；配合丰隆、阴陵泉，健脾化痰；最后选天突，发挥穴位近治作用。

3. 顺经调理法

医者顺患者足厥阴肝经、足少阳胆经经络走行，运用点按法、推散法等手法循经推按（图 5-27），各 3 遍。

4. 顺骨整复法

医者触诊患者颈椎，若发现患者椎体偏移，可运用颈部相关整复手法进行复位。

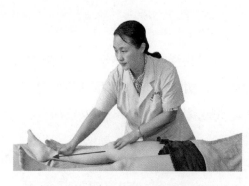

图 5-27　梅核气足厥阴肝经推散法

二、男性功能障碍

【概述】

男性功能障碍是指男性勃起功能障碍，亦称为"阳痿"，表现为阴茎痿软不举，或举而不坚、不能持久等，可伴有性欲下降，不能达到

和 / 或维持足够的勃起，以获得满意的性生活。

【病因病机】

男性性功能障碍发病原因，最常见的是心理因素，另外，还与许多疾病比如高血压、糖尿病、心血管疾病，以及药物、外伤、手术等有关。中医认为，该病的病因病机有火衰、阴亏、肝郁、瘀阻、湿热等几个方面。

【临床症状与诊断】

在患者阴茎勃起之后，未进入阴道之前，或正当纳入以及刚刚进入而尚未抽动时便已射精，阴茎也随之疲软并进入不应期，可诊断为男性性功能障碍。

火衰者，先天禀赋不足，或寒邪外侵，肾阳被遏，或大病久病损及肾阳，或手淫纵欲，阴损及阳，或误治过寒，凉泻太过，或年事已高，以致肾阳亏损，命门火衰，作强无能。阴亏者，素体阴虚，或邪热耗伤阴液，或久病损伤肾阴，或淫欲过度，过耗其精，宗筋失涵，或温补太过而伤阴。阴精竭于内，则外不能施化，故阴器痿而不用。肝郁者，肝经络阴器，肝主精之施泄，与肾主精之闭藏相调节。或因事务繁忙，精神压抑，或夫妻不睦，房事失谐，或因房事受惊怕孕，或初婚同房失败，或性交疼痛出血，或因手淫而背上思想包袱。肝气抑郁，失于条达，宗筋失用，而成阳痿。瘀阻络脉者，跌仆损伤，或负重过度，或强力行房，或金刃所伤，或肝脾久病入络，或老年气虚血涩，阻滞络脉，宗筋失于濡养，而成阳痿。湿热下注者，嗜好烟酒，恣啖肥甘，湿热内生，下注肝经，或包皮过长，积垢蕴蓄，或交合不洁，湿热乘袭，伤及宗筋，而成阳痿。

【治疗】

1. 医者根据患者就诊时间与具体病情，利用按时取穴或定时取穴的方法，选取患者相应穴位，运用点按法或揉按法开穴。

2. 医者点按患者腰上（奇穴）、臀中（奇穴）、沟间（奇穴）等穴位。

3. 顺经调理法

（1）火衰者：医者点按患者长强、会阴、命门、关元、太溪等穴位，补火助阳。

（2）阴虚者：医者点按患者曲泉、复溜、三阴交、太冲、太溪、肾俞、中极等穴位，补益肝肾之阴。

（3）肝郁者：医者点按患者太冲、内关、行间、足三里、三阴交、后溪等穴位，疏肝解郁。

（4）瘀阻络脉者：医者点按条口、膈俞、内关、涌泉、血海等穴位，祛瘀通络。

（5）湿热下注者：医者点按肝俞、行间、曲泉、会阴、阳陵泉、膀胱、水分等穴位，清热利湿。

4. 顺骨整复法

医者用揉法、按法、理法松解患者腰骶部软组织（图 5-28）。医者触诊患者骶髂关节，明确错位方向，运用单髋过伸／过屈复位法整复关节。

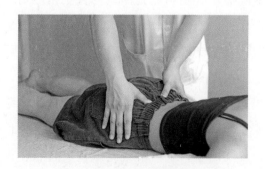

图 5-28　男性性功能障碍腰骶部松解法

【注意事项】

患者可适当口服温补肾阳的药物，配合艾灸等治疗，以达到更佳疗效。

第六章

韦氏子午流注手法在脊源性亚健康调理中的应用

概述

一、定义

脊源性亚健康是相对脊柱相关疾病而言的，是从脊柱生物力学角度研究脊柱与亚健康之间的关系，是指由于脊柱内外力学不平衡而致其周围肌张力、软组织等紧张、失衡、骨关节轻度位移，激惹或压迫了周围的血管、脊神经、交感神经、脊髓等而反射性地引起躯体的内脏器官及其他系统发生相应的一系列综合征。发生异常的脏器或组织均与脊柱相互分离且有各自的功能。按脊柱不同节段力学失衡导致相应的器官、组织、系统出现亚健康状态，可分为：颈椎源性头面五官功能亚健康、颈胸椎源性精神情志亚健康、颈胸腰骶椎源性运动系统亚健康、颈胸椎源性呼吸系统亚健康、颈胸椎源性循环系统亚健康、颈胸腰椎源性消化系统亚健康、胸腰骶椎源性泌尿系统亚健康、胸腰骶椎源性内分泌系统亚健康等。

二、脊源性亚健康与脊柱相关疾病的关系

首先，是两者病因病机的一致性。世界卫生组织（WHO）认为，亚健康是介于健康与疾病之间的边缘状态，又称为"慢性疲劳综合征"或"第三状态（灰色状态）"，即是躯体、心理、社会、环境等方面处于次完美状态。西医学认为，导致亚健康状态的主要原因包括生活、工作节奏加快，长期处于紧张状态，心理承受压力和社会压力不断增加，饮食不规律、不合理，过度疲劳，睡眠不足，再加上机体自然退变等，使机体的生理功能紊乱而导致身心非健康状态（次完美状态）。中医对脊柱相关疾病的认识，首见于《黄帝内经》，书中记载的臂厥、眩晕与后世医书记载的心悸、血痹、筋痹、骨痹等病症与脊柱相关疾病有相似之处。其发病机制是因脊柱

错位伤筋，致督脉滞、瘀而不通，牵扯了足太阳经筋、足太阳膀胱经，累及相应的内脏为患。因脊柱是督脉之通路，督脉统督一身之阳，足太阳膀胱经躯干循行线又为五脏六腑的背俞穴汇集之处。因此，脊源性亚健康和脊柱相关疾病在病因、病机方面具有一致性，均有慢性、累积性的特点。

其次，是病理及病情的渐变性、诱因的一致性。脊柱相关疾病的机制研究提示，它们的出现是由于脊柱及周围软组织应力异常引起，是通过以下 3 个途径引发疾病的。

1. 外力刺激或压迫附近的自主神经（神经根、交通支），从而影响所支配脏器的功能（增强或减弱）。

2. 外力刺激或压迫附近血管，引起该血管供血区的缺血症状。

3. 外力刺激或压迫脊柱附近的脊神经及感受器，反射性影响了内脏功能。

通过以上 3 个途径对所支配器官功能的影响，可以由量变发展到质变，即由脊源性亚健康衍变成功能性疾病，再由功能性疾病发展为器质性疾病。脊柱及周围软组织的应力异常，刺激或压迫附近的自主神经、血管而出现相应的临床症状。其中引起脊神经损伤导致的肢体疼痛、麻木、运动障碍，通过西医学的查体和辅助检查，很容易得到客观依据而被认识和接受，同样是脊柱应力异常引起的内脏神经损伤导致的内脏功能障碍，虽然大量临床实践已证实它的存在，却由于缺乏更客观的检查手段和量化指标，不易被人所认识，很容易造成漏诊、误诊、误治，单纯误认为亚健康不足为奇，而应是早期为脊源性亚健康，后期表现为脊柱相关疾病。中医认为，由于跌打损伤、慢性劳损、忧思恼怒、风寒湿凝，导致经筋挛缩、筋骨不正、筋脉扭结、经络闭阻、气滞血瘀、肝肾不足、筋脉失养为其病理基础，"不通则痛""不荣则痛"，"不通""不荣"则清阳不升、浊阴不降、枢机不利，继而影响脏腑功能的正常运转而出现症状。"不正不通""不松不通""不顺不通""不动不通""不和不通""不足不通","不通""不荣"的病理形成，既可以在脊源性亚健康中出现，同时也可以在脊柱相关疾病中出现。

再次，二者临床症状的相似性。"证"是一种状态，患者有轻度心身失调的亚健康状态，有疾病前的潜临床亚健康状态，还有疾病恢复期的后临床亚健康状态，而不同疾病其潜临床亚健康状态的表现各不相同，不同疾病其后临床亚健康状态的表现也各不相同。对于亚健康而言，其出现的多种表现可以归结为某些"证"，如肝气郁结、瘀血内阻、痰湿内阻、湿热内蕴等。亚健康作为一种偏离健康的亚生理状态，其表现主要以主观感觉为主，伴随各种本能行为障碍或自主神经功能紊乱等症状，客观体征极少或没有，症状可单一出现，也可以交替或合并出现。亚健康状态的范畴包括以下方面。

1. 泛指患者身心上不适应的感觉所反映出来的种种症状，在相当时期内往往难以得到确诊的状况。

2. 患者已出现某些疾病的临床前期表现，如已有心脑血管、呼吸系统、消化系统和某些代谢性疾病的症状，而未形成确凿的病理改变。

3. 患者出现一时难以明确其临床病理意义的"症"，如慢性疲劳综合征、神经衰弱、忧郁症、更年期综合征等。

4. 患者罹患某些重病、慢性病已临床治愈进入恢复期，而表现为虚弱及种种不适。

5. 在人体生命周期中，衰老引起的组织结构老化与生理功能退变所出现的虚弱症状。

上述各方面的共同特点是，患者有多种异常表现和体验，而通过常规的物理、化学检查方法不能检出阳性结果，难以作出疾病的诊断。其临床特征主要表现如下。

1. 躯体症状

患者出现头晕健忘、失眠或嗜睡、疲乏无力、心悸气短、食欲不振、肢体麻木、酸痛或抽搐、瘙痒、性欲低下、大小便等方面问题，可伴有轻微腹部不适或腹痛、免疫功能下降等心脑血管、肌肉、胃肠道系统症状。

2. 心理症状

患者出现烦躁不安、抑郁或消沉、焦虑不安等精神症状；社会适应能力不足等症状，如自闭症、自卑感等。

最后，治疗、预防的一致性，亚健康和脊柱相关疾病两种状态的防治各不相同。对于亚健康，只要遵循健康原则，就能很好地预防和调护，使它向健康方向转归，反之则向疾病方向传变；而脊柱相关疾病则不能仅遵循健康原则，必须要解除疾病的根源，才能根治疾病，恢复健康状态。而对于两种状态防治的前提条件必须是在诊断明确的基础上，否则将可能导致严重的后果。比如一个亚健康状态的人被误认为患有脊柱相关疾病，对其实施手法复位，稍不慎导致椎体错位，形成真正的脊柱疾病，严重者可能导致截瘫；如患者出现椎体错位，则医者必须予以手法复位或其他复位方法，再结合调理才能康复，才能更好地解除疾病的折磨，如被误解为亚健康状态，将会延误患者病情，使疾病继续发展下去，造成严重后果。

总之，治疗脊源性亚健康主要是通过激发自身调节达到治疗效果，而治疗脊柱相关疾病的根本是阻止或减少椎间盘内高压，凡能达到要求的所有办法都是好办法。这种改变通过服用药物可以做到，物理治疗也有一定的效果，但不能持久，长期依赖物理治疗的方法还会令自身的调节功能减退。医者采用手法纠正患者脊柱的错位，要经过脊柱自身调节才能持久稳定。最有效的方法是医者运用手法结合针灸、拔罐等治疗方法。手法治疗的目的是纠正患者骨关节的错位，而针灸、拔罐等治疗方法的目的是激发患者机体自身的调节功能，增强自我修复能力，使机体自我修复损伤。这样才能做到长期稳定，这数种治疗方法相结合，也能起到抗衰老的作用，而且，与其他治疗方法相比较，是最安全、无副作用的。

第二节

引发脊源性亚健康的常见因素

一、陈旧性脊柱损伤

患者在玩耍、训练、车祸、坠伤等过程中挫伤脊柱或急刹车时造成的头颈挥鞭样损伤，这些损伤使颈肩或脊背部的软组织受损、渗出、水肿，未及时治疗或处理不当，渗出的血液或组织液机化粘连，使肌肉、肌腱、韧带纤维发生变性和缺血性挛缩，出现脊柱某部如颈部活动受限和僵硬感；同时也可导致脊椎小关节紊乱，甚至椎间关节错位，如不及时矫正，势必造成脊椎的内平衡失调，一段时间后促使外平衡失调加重，出现临床症状，损伤的脊椎出现骨赘。

二、脊柱慢性劳损

1. "五劳"症

随着社会生活、工作节奏的加快，在脊源性亚健康患者当中，长期低头或仰头或头身不一致的扭头工作，或持续屈颈的体力劳动者越来越多，且以少儿、青壮年为主，易造成患者颈肩背部以及腰背部软组织牵制性的累积性劳损，使组织原有的张力和弹性消失，减弱了对颈椎、胸椎、腰椎的保护作用，使得脊柱的外平衡失调，累积到一定程度，内平衡也出现失调而出现临床症状和体征。此外，造成患者以颈部为主的脊柱慢性劳损的原因还有不良的生活习惯、工作习惯，如长期卧位或半卧位看书、读报、看电视，喜高枕导致反复落枕，长时间低头位操作计算机、打扑克、搓麻将等，出现古人所谓的"五劳"症状。

2. 脊背部风湿性肌筋膜炎

患者脊背部汗出后，未能及时擦干或换衣、当风、饮冷等，造成风寒湿邪侵袭，若长期失治或治疗不当，渗出物机化粘连，加之软组织挛缩，使部分肌肉丧失收缩功能，从而使脊柱受力不平衡而失衡诱发本病。

三、躯体原因

1. 年龄

不同的年龄，脊柱好发问题的部位和发生率也不一样，如儿童患者易好发于寰枢椎，青壮年患者好发于颈、胸、骶椎，中老年患者则在胸椎、腰椎、骶椎常见本病，且由患者脊柱内在平衡失常诱发的心血管、消化系等内脏自主神经紊乱症状也较常见。

2. 体质因素

体质的强弱与脊源性亚健康的发生有密切关系。患者若体强力壮，气血旺盛，肾精充实，筋骨劲强，关节滑利，抵抗外邪能力强，外力也需要足够大、作用时间足够长才会发生不良影响；患者若体质平平或虚弱，后天失养，气血虚弱，肝肾不足，筋骨失养，肌肉松弛则易直接发生脊源性亚健康或易感外邪，邪气循经入里，扰乱脊柱正常生理功能而出现脊源性亚健康，甚至产生病症。

3. 解剖结构弱点

患者的脊柱与骨关节先天性畸形，多在青壮年以后，局部活动积累性增多，而容易引起软组织损伤，一般表现为以下 3 种情况。

（1）患者的骨结构增大、延长：这种畸形使肢体活动点移动而易损伤，如第 5 腰椎骶化，原第 5 腰椎与第 1 骶椎之间活动点移到第 4、第 5 腰椎椎间，这就使第 4、第 5 腰椎容易损伤，或者由于增长物直接或间接刺激相应组织产生症状。

（2）患者的骨结构上有缺损：这种畸形可使局部稳定性减少而活动过多或者这种缺损发生在肌肉、韧带的止点，也容易引起肌肉、韧带的损伤等，直接或间接地引起脊柱的力平衡失调。

（3）患者脊柱及其周围结构代谢障碍：引起局部炎性反应，反射性刺激脊柱而引起力平衡失调症状。

4. 他病继发

患者症状多继发于偏瘫的疾病或畸形的疾病，因为这些疾病使机体生理平衡失调，脊柱的活动与负重点转移，而继发脊源性亚健康，甚至健侧或患侧软组织损伤性疾病；患者下肢缩短畸形，行走跛行也可继发或诱发脊源性亚健康，甚至腰椎间盘突出症等。

5. 邻近脏器组织炎症的影响

患者发病位置的邻近脏器组织炎症通过淋巴循环波及附近的肌肉组织，产生渗出性炎性反应，刺激邻近的韧带、滑膜，导致充血、脱钙及关节囊的韧带松弛而致脊柱的力平衡失调。如患者患上呼吸道感染、颈部淋巴结炎、腮腺炎、中耳炎可引起或诱发颈源性亚健康，甚至是颈椎病或自发性寰枢关节半脱位；盆腔脏器组织炎症可引起或诱发腰骶源性亚健康，甚至是梨状肌、骶髂关节等损伤性疾病。

四、解剖结构改变

颈椎的机械作用是支撑头颅和负担头的左右旋转、前屈后仰，要完成此功能，必须具有正常的解剖结构以及这些结构能保持力的动态平衡。由于前述的致病因素，使得患者颈部的解剖结构发生改变，颈椎的内平衡或外平衡失调，颈椎的生理性代偿功能转变为病理性代偿，颈部受力不平衡，颈椎间盘长期受到固定方位的不平衡力的作用，导致偏侧性的磨损，进而萎缩退变，或纤维环损伤、髓核膨出、关节突关节囊松弛，椎体不稳，甚至位移。患者的椎间孔变窄，颈曲改变，横突孔的相对位置发生位移，一方面直接使得椎动脉塌陷或迂曲，另一方面刺激了椎间孔及横突孔周围软组织发生炎性改变的同时，激惹了椎动脉和颈交感神经，进而反射性地引起椎动脉痉挛和其他如椎动脉供血不足等一系列症状。故这些患者应做脑血流图或经颅多普勒检查，医者应与椎动脉型和颈交感神经型的颈椎病相鉴别，后者可见椎动脉或颈内动脉供血不对称或不足，转颈时波幅明显下降，而颈源性亚健康的脑血流图或经颅多普勒检查尚未有改变。这与40岁以后患者以老年退行性改变为主因的颈椎病类型分布有所不同，其X线片表现支持了这一观点。

第三节

脊源性亚健康的发生机制

如今生活、工作的节奏加快，工作、学习、心理、社会及家庭所负担的压力加重，患者机体长期处于紧张状态，造成了起居不时、饮食无节、劳逸失常、睡眠不足、情志不舒、精力不足、体力下降等，再加上身体的自然退变，引起了机体生理功能紊乱，各种平衡失调，导致种种身心病态，这就是亚健康状态。各种原因引起患者机体邪正盛衰、消长而致阴阳失调、气血失常、津液代谢失常、脏腑经络气机失调等，导致损精、耗气、伤神，形成了一个本虚（肝肾不足、筋骨失养、心脾气虚）标实（脊柱的内外平衡失调等一系列"拘急"或"懈怠"的"不通则痛""不荣则痛"的病证）的脊源性亚健康综合征。

一、解剖结构改变的影响

正常的脊柱是一个平衡的整体，因此才具有正常的功能。患者脊柱组织结构中的任何一方受到各种原因如外伤、劳损、感受风寒湿邪、退变等作用或因正气不足而被诱发，引起整个脊柱系统的平衡改变，如脊柱生理曲度、解剖结构的变化，颈曲、胸曲、腰曲、骶曲变浅或变深或反张，左右侧凸，关节错缝，椎体移位（前后、左右、旋转），椎间隙变窄，韧带、肌肉移位等。"筋出槽，骨错缝"即是描述此种情况。致病因素作用于人体而引起的病理变化是复杂的，但其中一种重要的改变是解剖结构的变化。患者脊柱发生较大的结构改变，如关节移位、脊柱椎间隙变窄或变宽、脊柱生理曲度变直或反张、较大肌肉韧带的撕裂等较容易被重视，而对某些较小／微小的结构变化，如肌肉、筋膜、韧带小束的撕裂，或椎骨轻度旋转移位等，有时易被忽视。如果这种解剖结构的改变，没有完全恢复，往往是疾病缠绵不愈或反复发作的病理基础，也是诱发脊源性内脏亚健康综合征的重要原因之一。

患者若骨盆损伤、错位破坏了躯干的生物力学平衡，使内脏位置倾斜、功能紊乱则会导致脊源性亚健康。患者骨盆上接躯干部，下连双下肢，为承上启下的枢纽，将两侧的骶髂关节连线和两肩关节的肩峰连线作为底线和上线，脊柱视为直线，可以看出，躯干类似一个"工"字形结构，胸腔及腹腔里的器官被悬吊在上面，在各自固定的位置上发挥作用。由于患者骨盆损伤错位，造成脊柱侧弯以后，"工"字形结构不同程度倾斜，被悬吊着的器官长时间受不正常的静力牵拉，耐力较差的器官因"筋疲力尽"而出现毛病。患者的骨盆向左侧移位致使交感神经紧张，影响心血管系统和呼吸系统，向右侧移位使副交感神经紧张，引起消化系统功能障碍，易患妇科杂证等。从神经解剖角度看，患者尾骨前面有奇神经节的贴附，尾骨急慢性损伤刺激了奇神经节，反射性引起内脏功能紊乱。从中医经络学角度看，患者骶骨下端有督脉终点穴——长强，督脉统督诸阳经，督脉之源头损伤受阻，扰乱体内经络系统的协调作用。"阴平阳秘，精神乃治"，阴阳失调，杂病丛生。患者尾椎损伤后逐渐出现头晕目眩，心烦胸闷，下腰酸困，慢性泄泻，眼睛干涩，眼袋形成，脸色苍黄，中午昏沉而不能入眠，额纹增多，黄褐斑出现等症状。这是导致女性脊源性亚健康和早衰的一个主要原因。患者长期单一方向、单一动作的脊柱运动，可导致单侧的、局部的肌肉、筋膜、韧带处于长期充血→瘀血→缺血→组织变性，继发肌力不平衡，运动失衡致椎体位移。

二、脊源性亚健康产生的中医机制

患者脏腑经筋气血阴阳的失调是脊源性亚健康的病机特点。它的发生、发展多因患者长时间劳倦、饮食不节、生活无常等，加之七情内伤为诱因，导致体内气血津液、脏腑经络功能紊乱，气机失常，阴阳失衡，出现以心、脾、肝、肾、经筋等为主的功能紊乱，表现为气结、气滞、血瘀、湿／痰内停、筋肉"物急"或"懈怠"的"不通则痛""不荣则痛"的症／征。

1. 脊柱的阴阳失衡相互为因

现如今随着社会经济的发展，很多人的欲望越来越多、越来越大，要买车、要供房、要考证、要打败竞争对手、要消费、要事业成功………熬夜、加班、陪吃陪喝等，使得这些人很疲惫，有的人精力过分透支，自主神经紊乱；有的人"将军肚"出现，血脂、血糖、血液黏稠度、血压等告急；再者长时间过度专注地伏案工作，人会自然而然地上体前倾，头项往前倾、含胸，腰部也往前倾，从而引起脊柱、躯干部肌肉紧张，导致颈曲变浅而胸曲变深、腰曲也随着变浅而骶曲却加深，脊柱的前后或上下或左右的肌力出现非对称性，进而继发脊柱前后、内外、左右、上下的平衡失去协调性。诸如此类，即是前后或内外或左右或上下的阴阳失衡，要么"阴损及阳"，要么"阳损及阴"。这些情况互为因果关系。

2. 脏腑功能的紊乱

饮食、起居、情绪、劳逸、外界环境是人体正常生活的需要。若患者膳食不均、起居无常、心理失衡、思虑过度、恣意纵欲、过劳过逸、乱用药物、环境污染、慢性劳损、外感六淫邪毒、内外劳伤等因素出现，会导致生活节奏紊乱、脏腑功能紊乱、经筋的不协调、体质下降，加之不良生活习惯，都是脊源性亚健康状态的主要病因。

《黄帝内经》指出："饮食自倍，肠胃乃伤。"患者过食肥甘厚味，则生痰造湿，湿热中生、阻遏气机，郁而化热；嗜食生冷，折伤中阳，脾失健运，一方面寒湿内停而见某部肿胀或虚胖等，另一方面脾运失常则精微生化不足，日久致虚，可致诸脏之虚。患者情志失常，肝失条达则气机郁滞。患者气郁、气滞日久可致血瘀，木郁土壅可致脾不运化，气郁化火，火热上炎，可变生上冲、眩晕、烦躁、抑郁；痰郁化热，痰瘀互结而变生百病。患者起居无节，阴阳颠倒变生诸症，阴阳失调是一切病源的根木。患者劳逸失度，气血耗伤，过劳伤及气机，致气虚，推动无力，变生诸病。《黄帝内经》所云："久视伤血，久卧伤气，久坐伤肉，久立伤骨，久行伤筋。"今人过多的夜生活，长时间观看影视，饱食而多卧，皆可致阴气夜袭，日久耗伤阴血，阴虚阳亢，变生内热诸症。脊源性亚健康的病机应是六淫、七情内伤、外伤、饮食、起居、情志、劳逸失常、痰饮（内湿）、瘀血所致脏腑阴阳气机失调，邪生于内，耗伤正气，呈现一系列临床症状。

中医学认为喜、怒、忧、思、悲、恐、惊七情过极或持久作用，致使脏腑功能紊乱、气血失常的情况，称为七情内伤。《黄帝内经》指出："心者，五脏六腑之主也，故悲哀忧愁则心动。……心动则五脏六腑皆摇。"说明心神是人体的主宰，强调了心情对机体的影响力。《灵枢经·百病始生》又有"喜怒不节则伤脏"之说，故七情内伤，各有所应，即"怒伤肝、喜伤心、思伤脾、悲伤肺、恐伤肾"，临床尤以心、肝、脾三脏失调多见。

七情内伤易使患者脏腑气机紊乱。《黄帝内经素问·举痛论》说："怒则气上，喜则气缓，悲则气消，恐则气下，惊则气乱，思则气结。"现代生活中忧思之事繁多，而思则气结，即患者思虑劳神太过，常损心脾，即一方面耗伤心神，也会影响脾气，导致气机郁结、心脾两虚，出现难寐、头晕、精神不集中、健忘、多梦等阴血暗耗和食欲欠佳、脘闷腹胀、便溏等脾失健运之症。情志活动分属五脏，虽为心神所统摄，但与肝气关系很密切，离不开肝气之疏泄，患者忧思郁闷，肝疏泄不利，致气结，可出现肝郁气滞、气滞血瘀、肝脾不和等症。林佩琴《类证制裁》谓："凡上升之气，皆从肝出。"丹溪《格致余论》曰："主闭藏者肾也，司疏泄者肝也。"肝失条达易肝气郁结。何梦瑶《医碥》言："郁而不疏，则皆肝木之病矣。"说明肝气易于郁结的生理特点。然而，生活中并非事事如常，豁达者脏腑气机调畅、功能运转正常；相反，斤斤计较者，易出现郁闷，而气机郁闷的形成多为肝气疏泄不利，失于条达所致。因肝气性喜条达而主疏泄，情志内伤或为肝气疏泄太过，或为肝气疏泄不及两种类型，临床表现为：前者易泄泻，能吃但消瘦等；后者有抑郁、烦躁等情绪改变，且肝经所过部位有不适感，如束胸感、胁肋胀满或疼痛、少腹胀痛、乳胀不适、善太息等。脊源性亚健康的出现是由于人久立、久坐等或急性创伤后未进行调治而造成患者脊柱本身已有劳损，再加诱因如饮食生冷，脾胃之阳受损，致阴盛含胸，长此以往，会造成背阳不足而见脊背痛甚，则是中医的"五更腰痛"，"阴盛则阳病""阴损及阳"，故云贵高原、四川盆地一带的人由于水寒而多食辛味，可御外寒、燥内湿，以疏肝舒志、舒缓筋骨；患者另受表寒，太阳经、太阳经筋先受邪，"寒主收引""阴盛则阳病"则见患者脊背、颈项重着甚则牵扯拘急，"阳损则阴病"而见束胸样改变。久之，患者的少阳经筋枢调不利，致脊柱前后阴阳功能失调，而导致全身性疲劳、酸痛等脊源性亚健康症状。

脊源性亚健康的共同点，也是最突出的表现就是患者的脊背疲乏不适、酸痛。对疼痛的原理，中医学有一种抽象的概括，这就是气血"不通则痛""不荣则痛"。

中医学认为，脊源性亚健康的形成原因有外伤、劳损、感受风寒湿邪等，也有退变；虚、瘀、痰湿是脏腑功能失调的结果，是脊源性亚健康的内在本质因素，而气机不畅是诱发的重要因素，同为脊源性亚健康的病理基础。患者经筋不舒、经脉不通、气滞血瘀、风寒湿凝为其病机；"不通""不荣"为其突出表现，即不松则不通、不正则不通、不顺则不通、不调则不通、不动则不通、不荣则不通。"不通""不荣"则气机不利、湿滞瘀成、清阳不升、浊阴不降，及脏腑功能紊乱的征象。相反"通则不痛""荣则不痛"，所以，自古以来，中医学是以"舒筋通络，调达气血"为治痛的总原则，而脊源性亚健康的治疗调理原则是："理筋"以舒筋通经活络，"整脊"以正骨通经、进一步舒筋通络，"点穴"以增加经气动力，"疏经"以通调气血，"功能锻炼"以协调患者脊柱内外、前后、左右、上下的阴阳经筋平衡。

第四节

脊源性亚健康的临床表现及手法治疗

亚健康状态者可表现出程度不同、多种多样的自觉症状，多以自主神经功能紊乱、内分泌功能变化和机体各器官功能性变化为主。主要表现在患者精神、心血管、胃肠、肌肉等方面。常见表现有：患者精神萎靡不振、情绪不稳定、抑郁少言或急躁易怒；嗜睡或失眠多梦、烦躁焦虑、健忘；反应迟钝、记忆力减退、注意力不集中、效率低、对事情缺乏兴趣或信心；头疼脑涨、头沉头晕；易疲劳乏力、体力下降、精力不足；全身酸软、手足冰冷或麻木；心慌、胸闷、气短、汗出；食欲不振、大便不调、腹满腹胀、小便异常、小腹不适；月经不调、性欲减退；皮肤干燥、瘙痒易过敏等。患者虽有症状，但临床各项理化检查无阳性指征。因亚健康状态者的主诉症状多种多样而又不固定，所以又称之为"不固定陈述综合征"。

脊源性亚健康的表现除了患者脊柱自身骨关节紊乱所产生的症状外，还包括了由此直接或间接对脊旁神经血管及其周围软组织、脊髓或交感神经等刺激、激惹产生的一系列症状，有时表现为临床综合征。且常由此发展而致患者自主神经功能紊乱，从而引起相关系统或器官的相应症状，此外，还有相应病变部位的疼痛及其相应的活动功能有不同程度障碍，所支配的脏器出现症状。从病机看，概括为四个字——阴阳（筋骨）失调，可以是内平衡（骨关节系统）失调引起，也可以是外平衡（肌学系统）失调引起，或内外平衡同时失调引起的混合症状。患者的骨关节或/和神经肌学（筋肉）系统以及经筋系统的力学平衡失调引起经脉不通，即血液、淋巴、体液循环下降，内分泌功能紊乱等，进一步导致营养与能量交换障碍、代谢下降、酸碱平衡失调，表现为"紧"——骨关节活动不利、肌肉紧张甚至病损部痉挛；"乏"——全身疲乏无力；"累"——经常感觉头部或脊背沉重；"痛"——关节或肌肉酸痛；医者诊察发现患者有结节样或条索样改变。即传统中医认为的"不通则痛""不荣则痛"的一派征象。

脊源性亚健康与有问题脊椎的病理变化有关，有明显的节段性，常常是多发的，故它的临床表现较为复杂，大多数的表现除主要症状外，还伴随多种其他症状，有的表现为综合征。故脊源性亚健康除与督脉及膀胱经联系密切，与十二经络系统亦有一定的关系。韦氏针对脊源性亚健康人员采用"一松筋二整脊三点穴疏经"的三步法来进行治疗，这是一组内外兼治的平衡疗法。一方面可以治疗外平衡的失调——脊旁软组织的损伤；另一方面可以纠正内平衡的失调——脊椎关节的错位，共同解除脊间、脊旁软组织损伤和脊椎关节错位所造成的对脊神经（特别是交感神经节）的不良刺激。三通过对相应脏腑经络

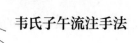

按时辰行子午流注手法点穴，则能更高效地疏通经络，促进经络气血运行，使机体更快地调整，从而更好、更快地消除患者的诸多不适感。

一、上颈段小关节紊乱的症状及治疗

上颈段关节紊乱以患者头面部五官症状和颅脑神经症状为主要表现，如眩晕、头痛，眼胀、视力疲劳、屈光不正以及鼻塞、流清涕、鼻孔内异样感觉，以单侧为多，与环境、气候变化无关，失声、声音嘶哑、咽部异物感（即中医的梅核气），吞咽困难，甚至引起慢性咽炎而出现咽部不适，分泌物增多，刺激性咳嗽，咽部疼痛、充血，耳鸣、耳聋、耳胀、听力减退或耳道内蚁行感，伴同侧枕部牵扯痛，重者可出现呛咳、声嘶、伸舌障碍、语言不清、软腭麻痹等。

【治疗】

1. 松筋

医者用揉、按、捏、拿手法放松患者颈部肌肉后令患者取坐位，医者站在患者身侧，用一手的虎口／前臂撑住患者下颌，另一手虎口撑住患者枕下，两手同时往上提患者头颅，同时嘱患者放松全身。这样医者通过对牵数十秒钟后，轻轻放下患者头颅，再行颈项部放松手法，如此反复3～4遍。

2. 整脊

定点双向拧、提、顶、推复位法，多用于患者颈椎小关节交锁紊乱的复位。以患者颈1横突偏右为例（图6-1），患者坐矮凳上，头颈部先向右侧旋转到最大角度，后侧屈15°～25°，医者立于患者身后，左手拇指指腹固定在患者偏移的横突上，其余四指置于患者右侧头枕部或颞部，医者右手手掌张开以虎口对着患者下颌并抓牢，在医者右手向右上方拧、提、旋转的瞬间，医者左手拇指将横突轻轻顶推向患者左侧，常听到一声"哒"或数声"哒哒"的响声，拇指下有轻度移动感；然后，医者左右手交替，效仿之前的步骤向反方向行手法一次。医者左右双向拧、提、旋转、顶、推各整复一次，触之平复或改善。医者操作时部位要准确，动作要轻巧，双手协同，配合默契，扳动幅度不能超出其生理活动范围，更忌强拉硬扳。

3. 点穴

手三阳经从手走头，足三阳经从头走足，故头面五官症状与手足三阳经密切相关，可根据患者临床主要症状及就诊时间，按时辰依据"虚则补其母，实则泄其子"的原则行相应经络的子午流注开穴点穴，如庚日庚辰时（乙日庚辰时）可选手阳明大肠经商阳（金）、阳溪（木）等穴，依此类推，后再点按其华佗夹脊穴。力度适中，以患者可接受为宜。手三阳经五腧穴流注时间表如下（表6-1，表6-2，表6-3）。

表6-1　手阳明大肠经五输（原）穴流注

五腧穴		五行	日干时辰	流注时间
井	商阳	金	庚日庚辰时(乙日庚辰时互用)	7～9时
荥	二间	水	戊日庚申时(癸日庚申时互用)	15～17时
输	三间	木	丁日庚子时(壬日庚子时互用)	23～1时
原	合谷	土	庚日甲申时	15～17时
经	阳溪	火	乙日庚辰时(庚日庚辰时互用)	7～9时
合	曲池	土	壬日庚戌时(丁日庚戌时互用)	19～21时

表6-2　手太阳小肠经五输（原）穴流注

五腧穴		五行	日干时辰	流注时间
井	少泽	金	丙日丙申时(辛日丙申时互用)	15～17时
荥	前谷	水	乙日丙子时(庚日丙子时互用)	23～1时
输	后溪	木	壬日丙午时(丁日丙午时互用)	11～13时

续表

五腧穴		五行	日干时辰	流注时间
原	腕骨	木	丁日庚子时	23～1时
经	阳谷	土	庚日丙戌时(乙日丙戌时互用)	19～21时
合	小海	火	己日丙寅时(甲日丙寅时互用)	3～5时

表6-3　手少阳三焦经五输（原）穴流注

五腧穴		五行	日干时辰	流注时间
井	关冲	金	癸日壬子时(戊日壬子时互用)	23～1时
荥	液门	水	乙日甲申时(庚日甲申时互用)	15～17时
输	中渚	木	丁日丙午时(壬日丙午时互用)	11～13时
原	阳池	火	壬日丙午时	11～13时
经	支沟	火	己日戊辰时(甲日戊辰时互用)	7～9时
合	天井	土	辛日庚寅时(丙日庚寅时互用)	3～5时

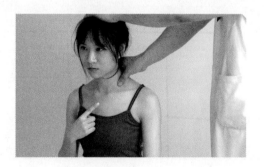

图6-1　上颈段小关节紊乱手三阳经泻法

二、中下颈段小关节紊乱相关症状

中下颈段小关节紊乱以患者颈、肩、胸、背、上肢症状为主要表现，如血压异常（高血压、低血压），雷诺氏病，以及类冠心病症状，如胸闷、胸痛、气短、心悸等，甚至出现心律失常，颈、肩、臂痛；

肌肉萎缩，功能障碍；失眠，嗜睡，记忆力减退；二便失调，共济失调，肢体震颤、麻痹；三叉神经痛；血管神经性水肿；精神分裂症；癫痫；哮喘以及消化、内分泌、泌尿生殖等系统的症状。

【治疗】

1. 松筋

医者用揉捏手法放松患者颈、肩、胸、臂部肌肉，患者取坐位，医者站在患者身侧操作时手掌自然伸开，以拇指或掌根为着力点。医者拇指外展，其余四指并拢，紧贴于患者皮肤上，做环形旋转的揉捏动作，即拇指和掌根做揉的动作，其余四指做捏的动作，边揉捏边向前螺旋式地推进。医者操作一般以患者筋松、皮肤发热为度。

2. 整脊

医者行颈椎（定点）旋转拔伸顶推复位法，适用于全颈段。以患者颈 6 棘突偏右为例，患者端坐矮凳上，颈部稍前屈位（图 6-2）。医者立于患者背后，右手拇指腹按在患者颈 6 棘突右侧，左前臂手扶在患者下颌，使患者头向左侧上方转到有阻力时，医者左手臂向左上方轻轻拔伸，同时右手拇指迅速用力向左顶推，常听到一声"哒"或数声"哒哒"的响声，医者拇指下有轻度移动感；然后，医者左右手交替，效仿前步骤向相反方向行法一次。医者左右双向旋转拔伸顶推各整复一次，触之平复或改善。医者操作时用力部位要准确，动作轻巧，双手协同，配合默契，扳动幅度不能超出其生理活动范围，更忌强拉硬扳。

3. 点穴

手三阴经从胸走手，手三阳经从手走头，足太阳膀胱之脉，其直者，从巅入络脑，还出别下项，循肩骨内；足少阳胆之脉，下耳后循颈行手少阳之前，至肩上；故患者中下颈段小关节紊乱常与手三阴经、手三阳经、足太阳经、足少阳经的经络循行密切相关。故松筋、整脊后可根据其临床主要症状及就诊时间按子午流注开穴规律点穴。

手三阴经五输穴流注时间表如下（表6-4，表6-5，表6-6）。

表6-4　手太阴肺经五输穴流注

五腧穴		五行	日干时辰	流注时间
井	少商	木	辛日辛卯时（丙日辛卯时互用）	5～7时
荥	鱼际	火	己日辛未时（甲日辛未时互用）	13～15时
输	太渊	土	丁日辛亥时（壬日辛亥时互用；辛日乙未时返本还原）	21～23时
经	经渠	金	丙日辛卯时（辛日辛卯时互用）	5～7时
合	尺泽	水	甲日辛未时（己日辛未时互用）	13～15时

表6-5　手少阴心经五输穴流注

五腧穴		五行	日干时辰	流注时间
井	少冲	木	丁日丁未时（壬日丁未时互用）	13～15时
荥	少府	火	乙日丁亥时（庚日丁亥时互用）	21～23时
输	神门	土	甲日丁卯时（己日丁卯时互用，丁日辛亥时返本还原）	5～7时
经	灵道	金	辛日丁酉时（丙日丁酉时互用）	17～19时
合	少海	水	庚日丁丑时（乙日丁丑时互用）	1～3时

表6-6　手厥阴心包经五输穴流注

五腧穴		五行	日干时辰	流注时间
井	中冲	木	甲日癸酉时（己日癸酉时互用）	17～19时
荥	劳宫	火	丙日乙未时（辛日乙未时互用）	13～15时
输	大陵	土	戊日丁巳时（癸日丁巳时互用；甲日丁卯时返本还原）	9～11时
经	间使	金	庚日己卯时（乙日己卯时互用）	5～7时
合	曲泽	水	壬日辛丑时（丁日辛丑时互用）	1～3时

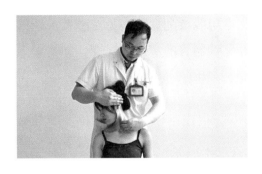

图 6-2　中下颈段小关节紊乱颈段松筋法

三、胸段小关节紊乱的相关征象

胸椎两侧为足太阳膀胱经的循行部位，很多内脏的背俞穴位于这个区域，因此临床表现主要以患者内脏的功能失调和胸腹腔的病变反应为主。患者胸脊神经激惹症状表现为损伤神经节段支配区的放射性或局限性疼痛、麻木、肌肉萎缩或束带样感（海德氏反射）。例如第7～10 腰椎脊神经受激惹，可引起季肋部疼痛或束带感，第 8 和第 12 腰椎脊神经受激惹，可产生下腹部及腹股沟区的疼痛并向会阴部放散。

（一）自主神经功能紊乱症状

1. 上段胸椎（第 1～第 3 腰椎）损伤的症状主要表现为患者头、颈、胸腔脏器和上肢的感觉异常及功能紊乱。与颈脊椎交感神经受激惹的症状相似，如头、颈、胸背、上肢的血管运动功能失调、汗液分泌紊乱。上述部分患者的皮肤表现为苍白、潮红、冰凉、灼热、多汗或无汗等。患者的心血管和呼吸系统功能紊乱亦和上胸段椎损伤有关，表现为心悸、心律失常、假性心绞痛、胸闷、胸部堵塞感或压迫感、呼吸不畅、喘咳或痉挛性呛咳以及哮喘等。

2. 中下段胸椎（第 5～第 12 腰椎）损伤主要表现为患者腹腔实质性器官和消化道等功能紊乱，以食欲不振、脘腹胀满、胃痛、腹痛、腹泻、便秘等消化道功能紊乱症状多见。患者长期的内脏运动和分泌功能紊乱，最终可导致器官的实质性病变。如胃十二指肠溃疡、慢性胃炎、胃下垂、慢性结肠炎、胆囊炎等。

（二）治疗

1. 松筋

患者俯卧位，医者双手分别置于患者胸背部中线处，医者以全掌着力，沿患者肋间隙揉至腋中线止。医者双手分别置于患者胸背部中线处，以食指、中指、环指指端着力，沿间隙理筋至腋中线止。

2. 整脊

胸椎拔伸掌根按压复位法（图6-3）：患者胸前垫一软枕俯卧，两手平放于身体两侧，放松、自然呼吸。医者站于患者左侧，左掌根部按压住患椎棘突左侧，右手按压在患者棘突右侧，嘱患者深吸气，在呼气末时医者左右手掌根与脊柱呈45°方向对向用力推按，此时可听到一声或数声"哒"的响声。操作时用力部位要准确，双手协同，医患要配合默契，切忌暴力。

3. 点穴

十二经络的背俞穴皆位于胸椎两侧的足太阳膀胱经上，背俞穴是五脏六腑之气输注于背部的腧穴，故胸椎小关节的紊乱与十二经均密

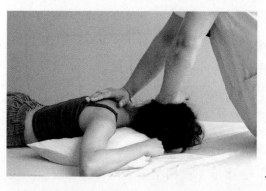

图6-3 胸段小关节紊乱胸椎拔伸掌根按压复位法

切相关，医者需根据患者就诊时间按时辰行子午流注开穴点穴（手三阴经及手三阳经参考五输穴流注表），后根据患者主要临床症状辨经点穴。足三阳经五输穴流注时间表如下（表6-7，表6-8，表6-9）。

表6-7　足阳明胃经五输（原）穴流注

五腧穴		五行	日干时辰	流注时间
井	厉兑	金	戊日戊午时（癸日戊午时互用）	11～13时
荥	内廷	水	丙日戊戌时（辛日戊戌时互用）	19～21时
输	陷谷	木	乙日戊寅时（庚日戊寅时互用）	3～5时
原	冲阳	土	戊日壬戌时	19～21时
经	解溪	火	壬日戊申时（丁日戊申时互用）	15～17时
合	足三里	土	辛日戊子时（丙日戊子时互用）	19～21时

表6-8　足太阳膀胱经五输（原）穴流注

五腧穴		五行	日干时辰	流注时间
井	至阴	金	壬日壬寅时（丁日壬寅时互用）	3～5时
荥	通谷	水	庚日壬午时（乙日壬午时互用）	11～13时
输	束骨	木	戊日壬戌时（癸日壬戌时互用）	19～21时
原	京骨		壬日丙午时	11～13时
经	昆仑	火	丁日壬寅时（壬日壬寅时互用）	3～5时
合	委中	土	乙日壬午时（庚日壬午时互用）	11～13时

表6-9　足少阳胆经五输（原）穴流注

五腧穴		五行	日干时辰	流注时间
井	足窍阴	金	甲日甲戌时（己日甲戌时互用）	19～21时
荥	侠溪	水	壬日甲辰时（丁日甲辰时互用）	7～9时
输	足临泣	木	庚日甲申时（乙日甲申时互用）	15～17时
原	邱墟		乙日戊寅时	3～5时
经	阳辅	火	己日甲子时（甲日甲子时互用）	23～1时
合	阳陵泉	土	丁日甲辰时（壬日甲辰时互用）	7～9时

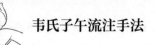

四、腰骶及骨盆部结构紊乱的相关征象

患者腰椎、骶髂关节损伤和骨盆歪斜主要表现为腰腿痛及盆腔脏器的功能紊乱。

（一）自主神经功能紊乱症状

1. 腰痛和腰腿痛

患者腰椎损伤的临床表现为程度不同的腰痛或腰腿痛。轻者表现为局限性腰痛，常不影响日常生活和活动，仅在劳累时症状明显加重；重者卧床不起。患者常见的疾病有腰椎后关节紊乱症、腰臀部软组织损伤、腰椎间盘突出症、第三腰椎横突综合征、梨状肌综合征等。一般患者临床先有感觉异常如麻木、疼痛等改变，进而出现运动功能的损害，如肌肉萎缩，髋、膝、踝关节活动受限等。

2. 盆腔脏器功能紊乱症

患者上段腰椎和骶髂关节损伤可刺激、挤压交感神经或其神经丛，引起尿频、尿急、排尿不畅、遗尿、阳痿、下腹疼痛、里急后重感、腹泻、便秘、痛经、月经失调等症状。患者临床上常诊断为精神性尿频、前列腺炎、阳痿、痉挛性结肠炎及某些妇科疾患。不过，医者要确诊患者盆腔脏器功能紊乱症，必须排除所属脏器的疾病。患者若为脏器病变，其在脊柱周围相应的病灶点往往有压痛点或结节，当对病灶点施行各种刺激（如针灸、按摩、理疗等）后往往能使这些征象减轻或消失。

（二）治疗

1. 松筋

医者行掌按法，患者取俯卧位，医者站立于患者左侧，用掌根、鱼际或全掌按压患者腰部，单掌或双掌交叉重叠按压均可，按压的力量要足，按压到一定深度时可缓缓揉动，亦可边按揉，边循着患者肌纤维平行方向慢慢移动。

2. 整脊

医者手法治疗骶髂关节错位者采用斜扳法复位；患者耻骨联合分离用侧卧挤压复位法（图6-4），必要时两侧都做；腰骶角增大者，可让患者取俯卧位，医者于骶角后向前按压；肌肉粘连者，医者用分筋理筋的松解手法；有移位者，嘱患者经手法复位后卧床休息1～2周。

3. 点穴

足三阳经从头走足，足三阴经从足走胸腹，上述症状与足三阴经及足三阳经密切相关，故治疗时医者可根据患者主要临床症状依时辰行子午流注开穴、点穴，后可点按患者下腰（穴位名，第3、4腰椎棘突间旁开2～3cm，共两穴），从轻到重按压或揉搓，反复操作，远端取穴可点按患者三阴交、足三里、血海、合谷、曲池等穴位；后期以强筋健骨为主，肾主骨，肝主筋，点按命门、肾俞、腰阳关、委中、承山等穴位，补益肝肾而达到强筋健骨的目的。患者两侧骶髂关节投影区正为足太阳膀胱经所过，近治点按患者足太阳膀胱经的小肠俞、膀胱俞、中膂俞、白环俞、胞肓、秩边等穴位，以上穴位组合共同作用达到活血化瘀、行气止痛的作用。足三阴经五输穴流注时间表如下（表6-10，表6-11，表6-12）。（足三阳经五腧穴流注时间表参上）

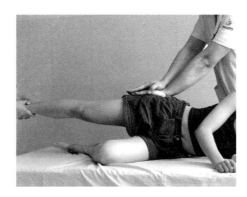

图6-4　骨盆侧卧挤压复位法

表6-10 足太阴脾经五输穴流注

五腧穴		五行	日干时辰	流注时间
井	隐白	木	己日己巳时(甲日己巳时互用)	9～11时
荥	大都	火	丁日己酉时(壬日己酉时互用)	17～19时
输	太白	土	丙日己丑时(辛日己丑时互用,己日癸酉时返本还原)	1～3时
经	商丘	金	甲日己巳时(己日己巳时互用)	9～11时
合	阴陵泉	水	辛日己亥时(丙日己亥时互用)	21～23时

表6-11 足少阴肾经五输穴流注

五腧穴		五行	日干时辰	流注时间
井	涌泉	木	癸日癸亥时(戊日癸亥时互用)	21～23时
荥	然谷	火	辛日癸巳时(丙日癸巳时互用)	9～11时
输	太溪	土	己日癸酉时(甲日癸酉时互用)	17～19时
经	复溜	金	戊日癸丑时(癸日癸丑时互用)	1～3时
合	阴谷	水	丙日癸巳时(辛日癸巳时互用)	9～11时

表6-12 足厥阴肝经五输穴流注

五腧穴		五行	日干时辰	流注时间
井	大敦	木	乙日乙酉时(庚日乙酉时互用)	17～19时
荥	行间	火	甲日乙丑时(己日乙丑时互用)	1～3时
输	太冲	土	辛日乙未时(丙日乙未时互用;丙日己丑时返本还原)	13～15时
经	中封	金	己日乙亥时(甲日乙亥时互用)	21～23时
合	曲泉	水	戊日乙卯时(癸日乙卯时互用)	5～7时

第七章

国医大师韦贵康
养生篇

第一节

站位五叶功——预防心肌梗死

一、第一步，喝 200mL 温水

晨起时饮用一杯约 200mL 的温水，补充身体水分，润养五脏。

二、第二步，双手捶胸（图 7-1）

站立位，双脚打开与肩同宽，双手握空拳，捶叩点定位于锁骨下方凹陷处，操作时拳心朝向捶叩点，力度不要过猛。双手交替，先捶左侧，再捶右侧，左右各 25 下，用来激活心肺功能，增加血液循环。

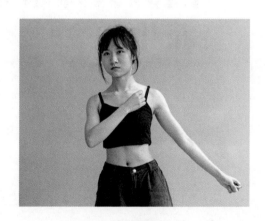

图 7-1　双手捶胸

三、第三步，做颈椎操

站立位，两脚开立与肩同宽，双手叉腰。

1. 米字功

用头"写"米字，一点，二点，一横，一竖，一撇，一捺，动作轻慢，重复 5 次。如此，达到放松颈部肌肉、缓解颈椎压力之功效。

2. 犀牛望月（图 7-2）

向上微微仰头，头从左侧转向右侧，再从右侧转向左侧，如此为一组，共 5 组；转头时轻慢转动，自觉转到极限后稍停顿，然后返回。

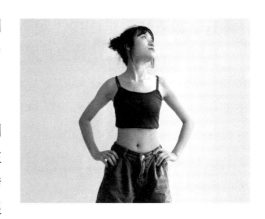

图 7-2　犀牛望月

此法可用于防治颈椎病，注意先练米字功，后练犀牛望月。

四、第四步，半蹲起立（图 7-3）

站立位，两脚开立与肩同宽，脚尖外八约 45°，锻炼时先吸气 1 秒，然后双手握拳向前伸直的同时双膝微屈（大于 90°，憋气 1 秒），接着站直（此过程中呼气），双拳松开，双手自然下垂，如此为 1 个循环，共 15 个循环。此方法以锻炼腰部力量为主。

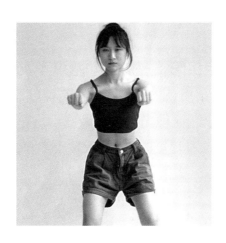

图 7-3　半蹲起立

五、第五步，踮脚尖（图 7-4）

站立位，双手叉腰，脚跟和脚尖交替踮起，先脚尖后脚跟，各 15 次。以排泄胸中的积闷之气，使心情平和。踮脚尖时配合提肛收气，还可预防痔疮和脱肛。

1. 长期久坐时，可以适当踮脚尖促进下肢血液循环。

2. 老年人平衡不好的话，可以双脚交替踮脚尖，保证安全。

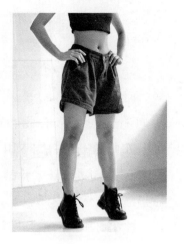

图 7-4　踮脚尖

第二节

坐位启阳功——预防感冒，醒脑益智

本节每个步骤 1 分钟，全套共 7 分钟，每天可以做 1～2 次。

一、第一步启头阳，搓搓头，脑瓜不发愁

1. 双手食指自睛明由下而上揉按，经神庭，至百会，按摩百会 5 次。

2. 自睛明沿眉棱骨揉按至太阳，揉按太阳穴；自太阳穴上推至百会 3 遍，揉按百会。

3. 双手拇指点按风池，自风池上推至百会，揉按百会，共 3 遍。

4. 五指梳头，从前往后，从后往前。

二、第二步启手阳，搓搓手，力气往身走

手心相对，劳宫相对，掌心相互摩擦，至手心发热，共 120 下。

三、第三步启胸阳，叩胸背，利心又利肺

两手握空拳交替叩击胸部与背部。

四、第四步启腹阳，揉揉肚，消化有帮助

用手掌顺时针方向轻揉肚子。

五、第五步启腰阳，捶捶腰，强骨又壮腰

手握空拳，桡侧面轻捶腰部。

六、第六步启腿阳，叩叩腿，利胆又利胃

双手分别握拳，轻叩大腿外侧与前侧的胆经与胃经。

七、第七步启足阳，按按脚，健康不显老

用足底摩擦足背，交替进行，各 30 秒。

第三节

养生茶——益气养阴，活血化瘀

在坚持锻炼的同时，韦老还会为自己准备一杯养生茶——红杞茶。这个代茶饮的方子由藏红花、枸杞子、花旗参、山楂组成。

1. 藏红花

性平味甘，入心、肝经，具有活血化瘀、散郁开结的作用，有助于预防心肌梗死、脑梗死、脑血栓。

2. 枸杞子

补益肝肾，提高免疫力。

3. 花旗参（西洋参）

补气养阴，清热生津。

4. 山楂

消食健胃，活血化瘀。

韦老常喝的这杯养生茶可以活血化瘀、滋阴补气，对血管健康大有益处。提醒：孕妇禁用。

第四节

壮骨汤——强肾壮骨，舒筋通络

韦老在骨骼健康方面强调，养生先养骨，骨骼好比人体的树根，而五脏好比树叶，骨骼健康至关重要，平时可食用壮骨汤保健，以强筋养骨。

一、选用千斤拔、豆豉姜、生姜等材料

1. 千斤拔

味甘，性辛温，归肺、肾、膀胱经，具有祛风除湿、舒筋通络、强筋壮骨的功效，可以用来治疗腰腿痛、腰背僵硬。广东省、广西壮族自治区的当地人喜欢用它来煲汤。

2. 生姜

性微温，味辛，归肺、脾经，具有发汗解表、温中止吐、温肺止咳、温经散寒、开胃健脾的功效，可以用来治疗风寒感冒咳嗽、腰背酸痛。

3. 豆豉姜

性温，味辛、微苦；归脾、胃、肝经，具有祛风散寒除湿、温中理气止痛的功效，可以用来治疗风湿痹痛、跌打损伤、腰背酸痛。

二、壮骨汤做法

1. 将切好的千斤拔和姜片、豆豉姜片一起用纱布包起来，这样煮到汤里既能发挥药效，又不影响口感。

2. 洗净的排骨放入锅中，加入清水，然后依次放入洗好的大枣、枸杞子、龙眼肉和药包，大火煮开后再用小火煮 2 小时，这道备受两广人喜爱的能够温中散寒、强肾壮骨的汤就煲好了。

3. 提醒：体质比较燥热、阴虚上火的人，建议少吃或不吃，或者配合养阴生津的中药一起煮。

第五节

国医大师韦贵康的养生建议

保护人体的"中轴线"，人体的中轴线就是脊柱。

中医认为，脊柱是督脉和足太阳膀胱经的通路，外邪或损伤可刺激脊柱并通过经络的传递作用影响脏腑与四肢。

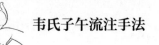

韦老指出，如果骨骼发生问题，尤其是脊柱出现错位，出现了生理弧度改变，该弯的地方不弯，该直的地方却弯了，就容易使身体陷入亚健康或慢性病状态。

如今，心脑血管疾病、肺病、胃病、糖尿病、抑郁症、头痛、失眠、记忆力减退、耳鸣、慢性疲劳综合征、男性阳痿、女性月经紊乱等都与"问题"脊柱相关。

日常生活中如何养护脊柱？韦老有以下建议。

1. 挺胸抬头的坐姿有利于脊柱

家中尽量选购木质的沙发、座椅，就座时可不铺设软垫子。坐的时候应该抬头挺胸，腰挺直，切忌久坐。

2. 选购硬度适中的床，尽量少选用含弹簧及海绵过多的床垫

如果床过于柔软，腰椎前凸变直，肌肉韧带也会处于紧张状态，就会因劳损产生腰腿痛。

3. 最好不要总是平躺睡到醒，应该夜里翻翻身，换左侧卧或右侧卧姿睡，有助于保护脊柱，不要趴着睡。

第六节

国医大师韦贵康伤科用药经验口诀

一、四肢没有力，加点牛大力

牛大力是豆科植物美丽崖豆藤的根状薯，又名猪脚笠、山莲藕、大力薯等，是著名的岭南南药之一，传统的药食两用品种，有南方"高丽参"之称。在《全国中草药汇编》《中华本草》《现代本草纲目》等

药学专著中，均有牛大力药性的记载：气味甘香，药性温和，具有壮阳、养肾补虚、强筋活络、平肝、润肺之功效。对腰酸腿痛、风湿病、慢性肝炎、慢性支气管炎、咳嗽、肺结核、遗精、白带等都有很好的疗效。牛大力还具有清热解毒的功效，比如吃煎炸食物过多、通宵熬夜，用牛大力煲汤，有消肿解毒、改善便秘的功效。牛大力除了药用，又是特色的美味佳肴。中国美食文化博大精深，在广东、广西、海南、香港、澳门等华南地区，牛大力被广泛用于煲靓汤、做药膳，因其清香甘甜、养肝润肺，已逐渐成为宴客必备之菜肴。

二、下肢走不开，加点走马胎

走马胎为紫金牛科紫金牛属植物走马胎的干燥根及根茎，味辛，性温，具有祛风湿、壮筋骨、活血祛瘀的功效，用于风湿筋骨疼痛、跌打损伤、产后血瘀、痈疽溃疡等。

三、腰背像板鸭，加点千斤拔

千斤拔性味甘、微温、平，归肺、肾、膀胱经，《岭南采药录》记载其"味辛，性温，善走经络，祛风除湿，治手足痹痛，腰部风湿作痛，理跌打伤，能舒筋活络"。具有抗炎镇痛、抗肝损伤、抗凝血、抗疲劳、抑制血栓形成、促进神经恢复及对一些酶抑制等作用，临床上可用于治疗跌打损伤、腰腿痛、乳房疾病、牙痛及妇科病等。

四、疼痛像鸡啄（跳痛），要用两面针

两面针是芸香科植物两面针的干燥根，最早收载于《神农本草经》，别名蔓椒、两背针、入地金牛等。两面针味苦辛，性平，微毒，具有顺气止痛、活血去瘀、祛风活络等作用，可用于风寒湿痹、筋骨疼痛、跌打骨折、疝痛、咽喉肿痛、牙痛等病症的治疗。

五、身体没力气，加点好黄芪

黄芪味甘、性微温，入肺、脾经，无毒。主痈疽，久败疮，大风癞疾，五痔鼠瘘，小儿百病。可生用、盐炙、酒炙、醋炙、蜜炙、白水炒。主要功效：补气固表，利尿托毒，排脓，敛疮生肌。用于气虚乏力、食少便溏、中气下陷、久泻脱肛、便血崩漏、表虚自汗，有增强免疫功能、促进机体代谢、改善心功能、降压保肝、调节血糖、抗菌及抑制病毒等作用。

六、肢体难支撑，加点紫丹参

丹参为唇形科多年生草本植物丹参的根及根茎。因根成紫红色，故名丹参或紫丹参。性味苦，微寒，归心、肝经，具有活血祛瘀、通经止痛、清心除烦、凉血消痈之功效，《神农本草经》将其列为上品，谓其"治心腹邪气，肠鸣幽幽如走水，寒热积聚，破癥除瘕，止烦满，益气"。《名医别录》谓其"养血，主心腹痼疾、结气、腰脊强、脚痹，除风邪留热，久服利人"。

七、肢体有点僵，加点豆豉姜

豆豉姜来源于樟科植物山鸡椒的根和根茎，又名山苍子或土沉香，其味辛、微苦，性温，归脾、胃、肝经，能祛风散寒除湿、温中理气止痛。豆豉姜是云香精、正骨水等中成药的重要原料之一。

八、身体有点滞，加点好三七

三七来源于五加科植物三七的干燥根和根茎，性味以味甘、微苦，性温为主；支根习称"筋条"，根茎习称"剪口"。自明·李时珍《本草纲目》起，三七的药用价值在本草典籍中得以正式收录。时至今日，三七已成为散瘀止血、消肿定痛最重要、最常用的中药之一。

55检